## ゼロからはじめる
# 胸部CT読影

杏林大学医学部呼吸器内科教授
## 滝澤 始 著

文光堂

# はしがき

　胸部CT読影は言葉障壁との戦い！があなたを待っている！

　あるカンファの一コマ……「では，A先生，所見をお願いします」「ハイ，肺野条件ですが，slice厚2mmのHRCTで撮影されてまして，右肺野優位のスリガラス陰影，一部consolidationが認められますが，いわゆる地図状分布を示していて，ここの部分は，crazy pavingといってもいいと思います。」「どうですか，分布は汎小葉性といっていいですかね？」「そうですねえ．一部は，小葉辺縁性というべきかも……」

　これから胸部CTを学ぼうという皆様，その門出にあたって，私が強調したいのは，こうした「言葉の障壁」につまずかないで，ということです．胸部CTといえども所詮は「影を見ているに過ぎない」ということ．ただ，その表現法が胸部単純レントゲンより，はるかに専門用語に満ちている，したがって，あこがれの"胸部CT読影クラブ"に入会するためには，若干の準備が必要，ということです．

　本書は，まさにそのお手伝いをするために生まれました．ですから，「やさしいことしか書いてない胸部CTの本」です．第1章では，まだほとんど胸部CTを見たことがない方のために所見の読み方を順番に書いてあります．第2章では，「言葉の障壁」を克服するために，日常でよく用いられる「専門用語」をわかりやすく解説しました．そして，第3章では，実際の症例にあたって，所見を掬い上げ，疾患を絞るトレーニングをしていただくつもりです．

　なお本書では右，左はあえてみぎ，ひだりと書いています．画像診断で左右のとりちがえは致命的！心しましょう．

　本書を通じて，本格的に胸部CTの読影に取り組んでいただく扉が開かれることを祈っております．

2016年5月

滝澤　始

# 目　次

## 第1章　入門編：まず始めよう！CT読影　　1

| | | |
|---|---|---|
| 第1話 | 胸部CT事始め | 2 |
| 第2話 | 肺野を読む | 6 |
| 第3話 | もし孤立性陰影を見つけたら…… | 14 |
| 第4話 | ある広がりの陰影を見つけたら…… | 20 |
| 第5話 | 縦隔条件を読む | 31 |
| 第6話 | 胸膜病変を読む | 45 |
| 第7話 | 肺血管病変 | 51 |
| 第8話 | 縦隔腫瘍を知る | 54 |
| 第9話 | 全体所見の捉え方 | 58 |

## 第2章　所見編：知ってそうで知らないCT所見　　63

| | | |
|---|---|---|
| 第1話 | air bronchogram | 64 |
| 第2話 | comet tail sign | 68 |
| 第3話 | consolidation | 71 |
| 第4話 | crazy paving | 74 |
| 第5話 | galaxy sign | 77 |
| 第6話 | geographic GGO pattern 地図状分布（地図状パターン） | 79 |
| 第7話 | GGO〜スリガラス？ すりガラス？〜 | 82 |
| 第8話 | halo sign, reversed halo | 85 |
| 第9話 | honeycombing 蜂巣肺，蜂窩肺 | 88 |
| 第10話 | signet ring sign | 90 |
| 第11話 | subpleural line | 92 |

| 第12話 | traction bronchiectasis 牽引性気管支拡張 | 94 |
|---|---|---|
| 第13話 | tree in bud | 96 |
| 第14話 | centrilobular, perilobular, panlobular distribution<br>小葉中心性，小葉辺縁性，汎小葉性分布 | 98 |
| 第15話 | random distribution ランダムな分布 | 105 |

## 第3章　実地編：主要所見から見た鑑別の道筋　　109

| 第 1 話 | 孤立性陰影 | 110 |
|---|---|---|
| 第 2 話 | 孤立性結節陰影 | 117 |
| 第 3 話 | 多発性結節陰影① | 120 |
| 第 4 話 | 多発性結節陰影② | 124 |
| 第 5 話 | 浸潤陰影 consolidation | 126 |
| 第 6 話 | 限局性スリガラス陰影 | 129 |
| 第 7 話 | 多発性浸潤陰影 | 132 |
| 第 8 話 | びまん性粒状陰影 | 135 |
| 第 9 話 | 輪状陰影 | 138 |
| 第10話 | 肺門縦隔リンパ節腫大 | 141 |
| 第11話 | 空洞陰影① | 144 |
| 第12話 | 空洞陰影② | 146 |
| 第13話 | びまん性スリガラス陰影① | 150 |
| 第14話 | びまん性スリガラス陰影② | 153 |
| 第15話 | びまん性スリガラス陰影③ | 157 |

| エピローグ：結びにかえて | 161 |
|---|---|
| CT所見対照表（疾患別・所見別） | 162 |

## Column 一覧

気になる CT 用語〜CT 値，ウインドウ幅，FOV，アルゴリズム，
　ピクセル，ボクセル？〜 ······················································· 5

thin slice とはどんな意味？ ····················································· 13

spiral CT とはどんなもの？ ····················································· 19

低線量 CT とはどんなもの？ ····················································· 30

リンパ節転移の判定〜短径 1 cm 以上は正確か？〜 ··········· 44

multi-detector CT とは？ ······················································· 57

造影剤のあれこれ質問 ····························································· 61

HRCT とは？ ········································································· 67

昔の胸部断層撮影 ··································································· 70

consolidation の日本語は？ ····················································· 73

小葉，二次小葉，細葉？ ························································· 104

胸部 CT 検診は有効か？ ··························································· 116

## 第1章 入門編

# まず始めよう!
# CT 読影

## プロローグ

### 実物を前にして読んで下さい

画像診断につきものなのは，撮影条件や局所解剖のお約束．ただ，ここの部分がごっそりあると，肝心の読影の前に疲れてしまいますね．まずは，始めましょう！ そこから疑問点を見つけて解決するという姿勢でいきたいと思います．

まずは肺野条件，次に縦隔条件，そして所見のまとめへといきましょう．

ではさっそくレッツゴー！

## 第1話

# 胸部 CT 事始め

## 1 そもそも胸部 CT のオーダーはいつする？

● 次のどれかに該当するときは躊躇せずにオーダーしましょう.

①胸部単純レントゲンで，初めて，あるいは新たな陰影が認められたとき. そして，以前からあった陰影が変化したとき：当然ですね.

②たとえ胸部単純レントゲンで一見変化がなくても，何らかの呼吸器症状や所見，特に呼吸困難や経皮的酸素飽和度($SpO_2$)の低下があったとき：単純レントゲンの限界を常に意識しましょう.

③さらに $SpO_2$ は正常範囲内の変化でも，以前から見て低下しているときも同様です.

④薬剤治療中は特に敏感に.

● そして，だいじなことは，画像診断だけで結論が出ないことも少なくない，ということを肝に銘じましょう.

● オーダーする前にチェック！

①女性では妊娠の有無

②植え込み型心臓ペースメーカーや植え込み型除細動器(ICD)：放射線照射により誤作動が起こりうる機種ではそのレベルは避ける必要があります.

③造影剤の使用の必要性の有無と安全：第1章第9話のコラム(p.61)をみてください.

## 2 胸部 CT のオーダーのしかたは？

● 普通は単純でよい.

● 普通は，「胸部単純 CT」をチェックするだけでよい. つまり，それで，肺野レベルの1cm スライスと要所の高分解能 CT はとってくれるはず.

• 高分解能 CT の要所とは：陰影のある部分の上下を含めたスライス

• 代表的な高さのスライス：気管分岐部・左房・右横隔膜直上の3スライス

● 造影するべき場合は？ は第1章第5話を参照.

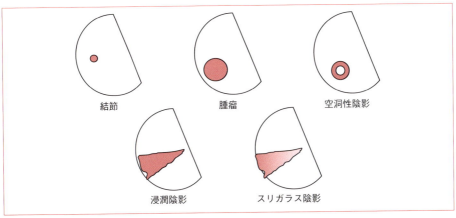

図1 孤立性陰影のパターン

## 3 CTの所見のとり方

- 確立したものはないです．
- たぶんみなさんがやっているであろう手順を説明します．
    ① 胸部レントゲンで「あたり」をつける：詳しくは各論で．
    ② 通常CT（つまり10mmスライス）でざっと病変の広がりや場所を捉える．
    ③ HRCTで陰影のパターンとその分布形式を分析する：第1章第3話，第4話，第2章第1話のコラムをご覧ください．
    ④ 胸部単純と通常CTから肺の容量の変化をみる．
    ⑤ 鑑別診断を行う．
- これからの各論も上記の手順で読んでいきます．

## 4 陰影パターンの呼び方：だいたいの標準は？

- 以下のとおりですね．あまり細かく分けてもかえってこんがらかりますから．
    ① 孤立性陰影では…図1
    - 結節
    - 腫瘤
    - 空洞性陰影
    - 浸潤陰影
    - スリガラス陰影

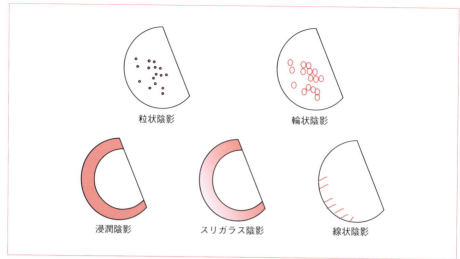

図2 びまん性陰影のパターン

- 単発か多発かもだいじです．
  ② びまん性陰影では…**図2**
  - 粒状陰影
  - 輪状陰影，honeycombing 蜂巣肺
  - 浸潤陰影 consolidation
  - スリガラス陰影
  - 線状陰影
- これから1つずつ解説していきますのでご安心を．

### 気になる CT 用語
### 〜CT 値，ウインドウ幅，FOV，アルゴリズム，ピクセル，ボクセル？〜

- CT 値：画像の濃さを示す値．Hounsfield Unit（HU）とも呼ばれます．水を 0，空気を－1,000，骨を＋1,000 として数値化したものです．
- ウインドウの設定：関心領域のこと．それぞれの臓器に中間値（ウインドウレベル）と上限値と下限値（これをウインドウ幅といいます）が決められますが，それぞれ肺野条件では通常－600，1,800，縦隔条件では 30，300 に設定されます．
- FOV：撮影視野（FOV＝field of view）のことです．
- アルゴリズム：収集したデータから画像を再構成するために用いられる数学的手法のこと．
- ピクセル（pixel）：日本語では「画素」と呼ばれ，デジカメなどでよく耳にする言葉です．定義はデジタル画像（平面）において，構成される最小の正方形の単位を示します．画素数が多いと画像はこまかく美しく見えます．語源の由来は picture element，または picture cell からの造語といわれています．一方，ボクセル（voxel）とはデジタルデータの立体表現において，その最小の立法体（正規格子）の単位を示します．語源の由来は「volume（体積）」と「pixel（画素）」をあわせた合成語といわれています（図）．

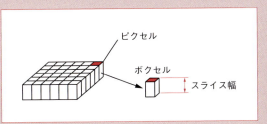

図　ピクセルとボクセル

# 第2話
# 肺野を読む

## 1 ちょっと待った！ 読影の前にするべきこと

- そう，まず日付，次に単純なのか造影なのか，そして撮影条件，さらに撮像条件を確認しましょう．最低限，スライス厚は10mmなのか，5mmなのか．そして，HRCTはとられているか．
- まあ，いまさら言うまでもないでしょうが，仰臥位に横たわっている人体の，いろいろなスライスの輪切り像を作り，それを足元から見ています（図1）．

## 2 まずはザックリ正常像のイメージを捉える

- 図1をみてください．難しいことは抜きで，これが肺野条件です．肺野は全体がグレーにみえて，その中に比較的等間隔に白い点（ほぼ肺動脈）とそれに接して管（気管支）が見えますね．気管支と血管の輪切り像です．また，

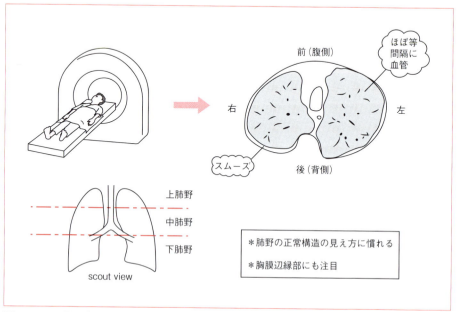

図1 CTの見え方

白い筋（ほぼ肺動脈）とそれに接して中空構造（気管支）も見え，これは長手に切れている像です．さらにさまざまな角度で斜めに切れている像も見えます．そして，これらの構造は胸膜直下にはなく，必ず数ミリは離れているということを確認してください．

● 肺野の濃さ（density）は左右でほぼ同じはずです．ですから，これから読影を進める場合，常に目を左右にスウィープさせながらみるようにしてください．

● 次に肺野の辺縁部に注目してください．そう，スムーズですね．これが正常像です．もし，左右比べて，「ギザギザ」したところや「厚い」ところがあれば，異常である可能性があります．前者は，「肺の辺縁が不整」，後者は「胸膜が肥厚」といった表現になることが多いです（図1）．

● 基本は，上から下まで，こういう感じですが，それはそれ，高さによって注目するべきところがあるんですね．図1の左下のようなちょうど胸部単純写真のようなのがscout viewつまり偵察画像で，だいたい肺尖部から大動脈弓部まで，そこから気管分岐部まで，そしてそこから下，の3つに分けて意識しましょう．ここでは，あくまで便宜的に，それぞれ上肺野，中肺野，下肺野，と呼ぶことにします（図1）．

● 慣れるまでは，スケッチしてみる，またはそういう意識で見ることが大切です．その際に役に立つのが「白地図」です．まず，図1を参考に輪郭だけの「白地図」を書き，それに書き入れるつもりでスケッチしてみましょう．案外，ここに何があるか，あるべきか？ わからないものですよ．

### 3 上肺野での注意点（図2）

● まず，「上肺野」とはどこだ：厳密には決まってません！ ここでは，おおむね肺尖部（肺のてっぺん）から大動脈弓部までを指すこととします．

● **肺尖部を意識する**：軽度の気胸はこのスライスのみに映る場合があります．そして，ブラの好発部位です（図3）．また，気腫病変（図3）も頻度が高いところです．当然，パンコースト腫瘍（図4）や肺結核（図5）もここが要注意部位．

● **血管・気管支**：上葉，特に肺尖部に向かう血管・気管支（それぞれ $A^1a$, $B^1a$）がきれいに輪切り像で見えるので，その太さや気管支壁の厚さに注目しま

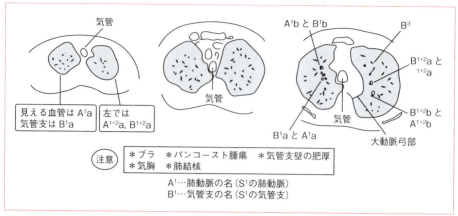

図2　上肺野の正常像のシェーマ

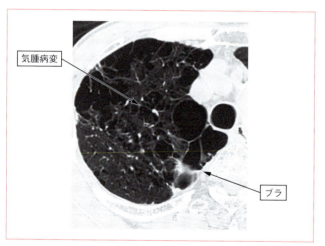

図3　ブラと気腫病変

しょう．

- **葉間裂を意識する**：下のスライスに行くと，上葉と下葉を分ける葉間裂 major fissure が見えますので，注目．前方への移動は上葉の収縮を，後方への移動は下葉の収縮を意味します．またその肥厚は胸水や胸膜肥厚を意味します．
- **悩みやすい正常のバリエーション　奇静脈葉**（図6）：発生過程での異常で，約0.4％にみられます．本来，奇静脈は後縦隔から気管の右側に接して前方に走り，上大静脈（SVC）に流入します（図6の左参照）．この発生途上の移

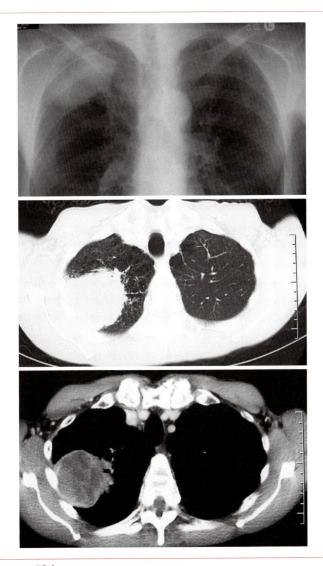

図4 パンコースト腫瘍

動が途中で中断すると奇静脈葉が形成されます．偏倚した奇静脈との間にできた過剰な分葉が奇静脈葉です．

第1章 入門編：まず始めよう！CT読影

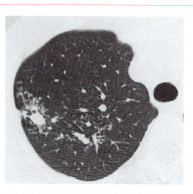

図5 肺結核

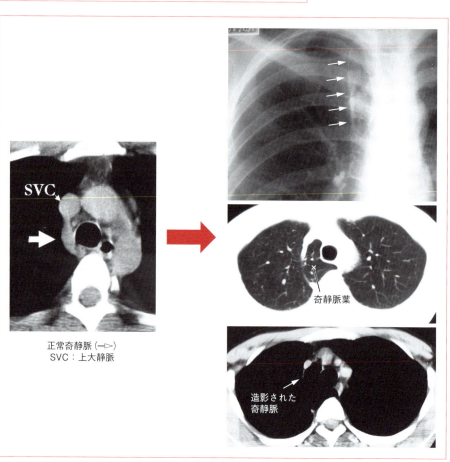

正常奇静脈（→▷）
SVC：上大静脈

奇静脈葉

造影された
奇静脈

図6 正常の奇静脈と奇静脈葉

第2話　肺野を読む

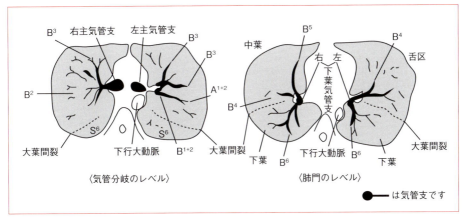

図7　中肺野の正常像のシェーマ

## 4　中肺野では（図7）

- ここでは，大動脈弓部のレベルから気管分岐部の高さまでとしています．
- **まず気管分岐部が注目場所！**：左右の主気管支への分岐に注意してください．右側主気管支のほうが縦方向に急に走り，ひだり主気管支がななめなだらかに走ることを，スライスを上下させながら実感してください．そして，気管支の内腔の狭窄や閉塞の有無にも注意しましょう．このレベルでは後方に大葉間裂が見えているので確認です．それより前方に上葉があります．ざっというと，上葉の前方に $S^3$（気管支でいうと $B^3$）が，やや後方に $S^2$（気管支でいうと $B^2$）があるのがわかるでしょう．
- **肺門部に注意**：さらに下方のスライスです．太い血管や気管支が出入りしていて（だから肺門部），複雑ですね．ここを読み解くカギは，肺動脈．シェーマを参考に，頭の中で再構築しながらみましょう．
- **心陰影の両側**：さて，心臓の両脇には右には中葉，左には舌区．区域でいうと $S^4$, $S^5$ といったところが見えています．気管支の拡張や無気肺の多い場所です．ただ，特に息こらえが不十分ですと，artifact で陰影に見える場所でもあります．

第1章　入門編：まず始めよう！CT読影

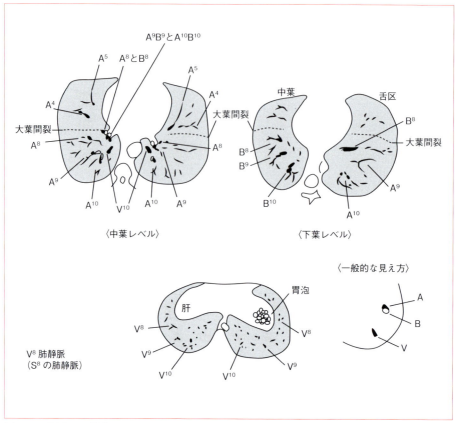

図8　下肺野の正常像のシェーマ

## 5　下肺野では（図8）

- **下肺野とは**：ここでは肺門部より下方のスライスを指します．
- ほぼ下葉が映っており，間質性肺炎・線維症の好発部位です．胸膜辺縁部が不整かどうかをよくチェックしましょう．
- **胸水**：撮影体位である仰臥位で最も低い部位なので，胸水があれば必ずといってよいほどここで認めます．
- **血管陰影**：この部分では比較的動脈と静脈が区別しやすいです．図8右下のようなポイントです．つまり，動脈は気管支と並走していること，逆に静脈は単独行動で，肺門部から見て末梢部が太い印象です．

第2話　肺野を読む

- **心陰影**：当然，形，そして大きさ．大きい場合は，それが心自体の拡大なのか心嚢水なのかを，縦隔条件も見て判断します．
- **迷いやすい正常バリエーション**：胸部 CT は仰臥位でとることが多いので，正常でも重力の関係で両側の背側に肺野濃度の上昇が帯状にみられることがあります．dependent opacity といわれ，ときに軽度の間質性病変との鑑別に迷うことがあります．腹臥位で撮影すれば消失します．

Column

### thin slice とはどんな意味？

■撮影時のスライスの厚みが薄いほうが細かいところまでよく見えます．10mm 幅の通常の CT に比べて，2mm 幅の thin-slice CT のほうが，より小さい病変を精密にみることができるので，実地臨床では，全肺野を5～10mm スライス厚で撮影の後，病変部の上下を 2mm 前後の thin slice で撮像することが多いです．

## 第3話 もし孤立性陰影を見つけたら……

### 1 陰影の特徴を捉える

- ちょっと待った！：1つ見つけて安心しないことです．そのほかに所見がないか，ゆっくり時間をかけて確認しましょう．
- 上下にスライスを動かしながら全体像を捉えるようにします．

そのうえで意識するべきチェックポイントは図1．

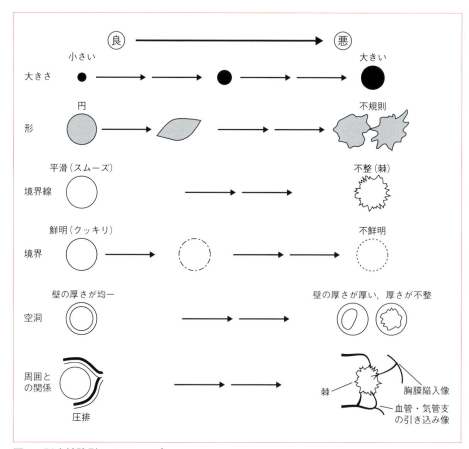

図1　孤立性陰影のチェックポイント

第3話　もし孤立性陰影を見つけたら……

**図2　孤立性陰影の大きさ**
みぎ肺門部の肺癌（→）径50mm大，境界不整.

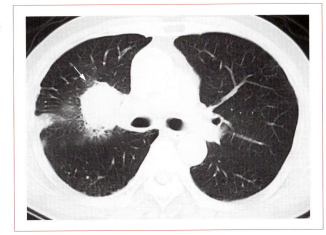

① **大きさ**：実際にはスライスを上下させて，長径（最大の長さ）×短径（最小の長さ）あるいは長径と直角の長さを記載します．一般に大きいほど肺癌の可能性が大きいです（図2）．径3cm以上で良性である確率は5％未満との報告があります．
② **形**：見え方はさまざまですが，ほぼ円形か，楕円か，三角か，もっと不規則な形か？　絶対的ではありませんが，楕円形や長形やひし形などは悪性腫瘍の可能性が低いです（図3）．
③ **濃度**：それだけではなかなか鑑別は難しい．限局性のスリガラス陰影（図4）については，第3章第1話4項参照．
④ **境界線**：スムーズ（整）かギザギザしているか（不整）？　不整なほど肺癌の可能性が上がります．分化型腺癌では棘形成 spicula がしばしばみられます．
⑤ **境界**：明瞭かぼけているか？　不鮮明なほうが悪性の可能性が高いです．
⑥ **石灰化の有無**：さまざまなパターンがありますが，はっきり良性なのは，しっかりと中心性なものか（図5：結核腫など），ポップコーンのようなパターン（肺過誤腫など）．辺縁部のものや細かいものは癌でもあります．
⑦ **空洞はあるか**：空洞とは360度ドーナツのように中が抜けている場合に言います．空洞の壁がスムーズで厚さが均一か，それとも凸凹（不整）で厚さが不均一か？　前者は肺結核（図6）や肺膿瘍など，後者は扁平上皮癌な

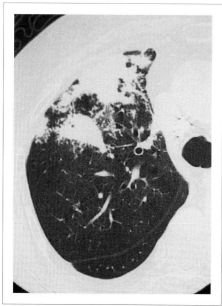 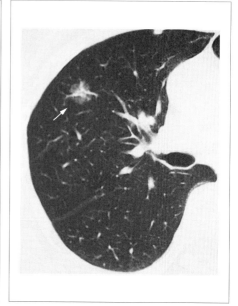

**図3 孤立性陰影の形**
ひし形や融合性の陰影は良性：炎症性の可能性が高い．周囲には散布性病変．肺結核の1例．

**図4 孤立性陰影の濃度**
境界不鮮明なスリガラス陰影：みぎ上葉の分化型腺癌．

どを疑います．

⑧ **周囲との関係**：血管や気管支が陰影に向かって引き込まれているか，関係ないか，むしろ圧排されているか．胸膜は引き込まれているか（胸膜陥入像 pleural indentation という）（**図1**）．また，周囲に娘病巣 satellite lesion があると，肺結核などの炎症性疾患の可能性が高くなります（**図3**）．

⑨ **時間的経過**：大きくなるスピードは？　これは過去との比較（前比）の問題と今後の経過観察に関連してきます．この点について，腫瘍の体積が2倍になるまでの期間（これを volumetric doubling time といいます．径が26％増大＝2倍の体積です）は悪性では20日以上400日未満とされています．しかし，doubling time ＞ 365日の群の87％は腺癌との報告があります．通常は2年経過を見て変化なければ良性と判断しますが，例外はあるということ，かつての肺胞上皮癌などでありえますので要注意です．

より詳細は，第3章第1話を見てください．

**図5 ひだり下葉の結核腫の石灰化像**

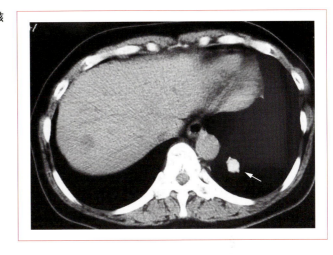

**図6 空洞陰影**
肺結核の1例．

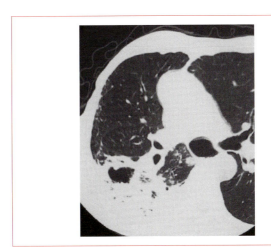

## 2 陰影の位置を読む！

- **挫折しないコツ**：始めから，うんと詳しく同定することはやめましょう．たとえば，「みぎ S$^2$ai」とかは望まないで，ざっくりまずは「みぎ上葉」，次に「みぎ S$^2$」まで，そのあと「みぎ S$^2$a」まで読めるように進んでいきましょう（図7）．
- scout view を活用しよう（図7A）：要するに単純レントゲンと同じですから，

第1章 入門編：まず始めよう！CT読影

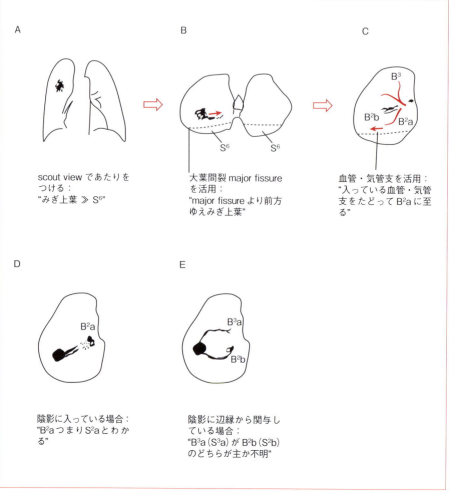

図7 限局性陰影の位置の確定

カーソルであててみて，ざっと
- 上肺野なら，上葉か下葉の上部（$S^6$）
- 中肺野なら，みぎ：上葉か中葉か下葉，ひだり：上葉か下葉
- 下肺野なら，みぎ下葉か中葉，ひだり：下葉か舌区

とあたりを付ける．

第3話　もし孤立性陰影を見つけたら……

- **葉間裂**：特に major fissure を活用する（**図7B**）：
  - より前方で肺門部より上方なら：上葉
  - より前方で肺門部より下方なら：中葉
  - より後方なら：下葉
- **血管・気管支を活用する**：これが最終段階です．つまり，肺動脈と気管支が伴走していることを利用して，陰影に入っている血管か気管支に注目して，これをたよりに中枢側にたどります．それが同定できれば，おのずと位置がわかるわけです（**図7C，D**）．はじめからあまり詳しい図譜を見ると目がくらんで挫折しますから，まずは，**第2話の図2，7，8**を見て，この絵の血管と気管支くらいを自分のものにしましょう．ただ，陰影自体に入る血管・気管支がない場合も少なくないです．特に末梢型の肺癌は区域と区域の境界に発生することが多いので，関与する血管・気管支を同定するのが困難なこともあります．特に胸膜に近い小さい陰影は，わからないこともあります（**図7E**）．

---

Column

## spiral CT とはどんなもの？

■開発当初の CT 装置では，管球が体幹のまわりを1周して CT 撮影を行い，ベッドの位置をずらして再び撮影する方法でした．それに対して，1990 年頃，管球がらせん状に連続して回転しながら撮影する CT 装置が登場しました．これが，spiral CT（スパイラル CT，ヘリカル CT，螺旋 CT）です．これで撮影効率がよくなり，短時間でのスキャンが可能になりました．

# 第4話

# ある広がりの陰影を見つけたら……

## 1 意識すべきチェックポイント

- ちょっと待った！：1つ見つけて安心しないことです．そのほかに所見がないか，ゆっくり時間をかけて確認しましょう．
- チェックポイント：まず上下にスライスを動かしながら全体像を捉えるようにします．
- 意識するべきチェックポイントは（図1）．
  ① **広がり**：広いか狭いか（限局か）？ もだいじですが，ここでは特に，「区域性」かどうか？ です（図1）．実際にはスライスを上下させて，肺の区域の解剖学的な分布に一致しているかどうかをチェックしましょう．つまり，ちょうどホールケーキをナイフでカットしたような分布なら「区域性」で，肺炎などの可能性が高くなり，一方，それに限らない場合は「非区域性」といい，さまざまな間質性肺炎，器質化肺炎，好酸球性肺炎，肺水腫，急性呼吸促迫症候群 acute respiratory distress syndrome（ARDS）など，びまん性肺陰影を示す疾患，さらには細気管支肺胞上皮癌なども気をつけます（図2）．
  ② **陰影の濃さ**：陰影の中の血管が見えれば「スリガラス陰影 ground glass

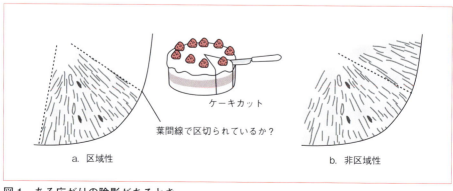

図1　ある広がりの陰影があるとき

図2 区域性陰影(a)と非区域性陰影(b)

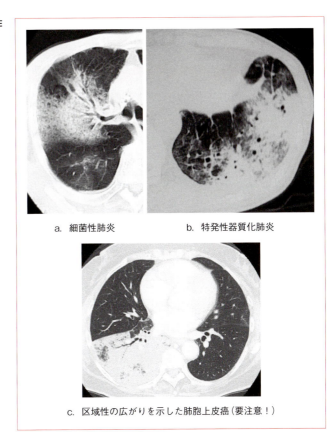

a. 細菌性肺炎
b. 特発性器質化肺炎
c. 区域性の広がりを示した肺胞上皮癌(要注意!)

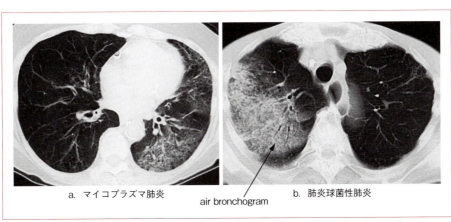

a. マイコプラズマ肺炎
air bronchogram
b. 肺炎球菌性肺炎

図3 スリガラス陰影(a)と浸潤陰影(b)

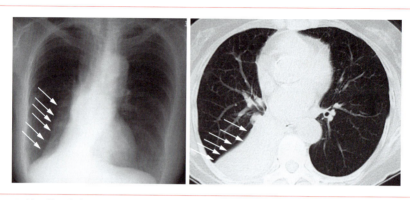

図4　みぎ下葉の無気肺

opacity（GGO）」（図3），一方血管が見えなければ「浸潤陰影 consolidation shadow」ですね．ちなみに，consolidation の日本語については第2章第3話のコラム参照．

③**陰影の中の構造**：特に気管支透亮像 air bronchogram ですよね（図3）．これがみえれば，まず確実に肺内病変，つまり胸水や胸膜変化ではない．さらに，かなりの高率で，肺胞プロセス，つまり肺胞領域に，水（肺水腫），血（肺胞出血），炎症性分泌物（肺胞性肺炎）などなど．もちろん，空洞があるかどうかも大切．

④**陰影のボリューム**：つまりボリュームが増えていれば（一番はっきりするのは葉間裂が凸），肺炎（図2）など，逆に収縮していれば（葉間裂が凹），無気肺などを考えます（図4）．

⑤**びまん性かどうか？**：「びまん性陰影 diffuse shadow」とは何か？　これは厳密には難しい質問ですね．でも，実地上は，「みぎにもひだりにも」，「上肺野にも下肺野にも」，「あっちにもこっちにも」ある，ということです．では，多発性陰影との違いは？？うーん，難しい！．「多発性陰影」というと，あくまでニュアンスですが，結節陰影や限局性陰影，特に区域性陰影が，「あっちにもこっちにも」ある状態を指します．

## 2　びまん性陰影と思ったら：チェックポイント

①陰影が区域性でないことをチェックします．

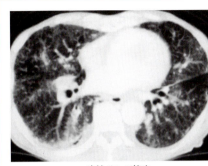
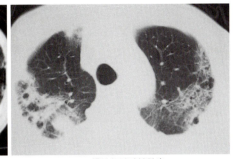

a. 癌性リンパ管症　　　　　　　　b. 慢性好酸球性肺炎

**図5　中枢性優位（a）と末梢性優位（b）**

②**びまん性**でも**左右差**があってもよい．

③**分布をみる**：

- **肺門からみた分布**（図5）：

  中枢性優位：肺水腫，ARDS，肺胞蛋白症，癌性リンパ管症

  末梢性優位：特発性間質性肺炎，慢性好酸球性肺炎

- **上下方向の分布**（図6）：

  上肺野優位：サルコイドーシス，肺ランゲルハンス細胞性肉芽腫，上葉限局型肺線維症

  下肺野優位：特発性間質性肺炎，特に特発性肺線維症，膠原病性間質性肺炎

④**陰影パターン**：

a）**粒状陰影 nodular shadows**：粒粒の陰影です．通常は数ミリ台まで（<3mm）のサイズです．境界鮮明なものから境界不鮮明なものまでさまざまです．もっとも細かく，1つひとつがはっきりしているのが粟粒結核（図7）です．血行性の散布を示唆します．一方，陰影がよりボンヤリしているのが過敏性肺炎です（図8）．気道性の分布を示唆しますね．粒状陰影は，いろいろな原因があり，肺の二次小葉の構造から読み解くことが重要です．第2章第14話を参照ください．

　小さな粒状陰影や結節陰影は，ときに血管の輪切り像（tangent）と区別つきにくいですね．まずは，周囲の血管で間違いない構造と比較してみましょう．また左右差に着目するのもよいでしょう．さらに，血管・気管支

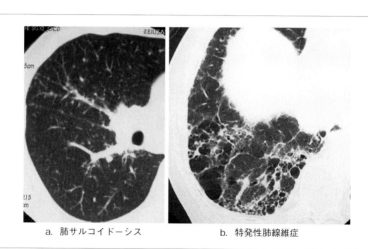

a. 肺サルコイドーシス　　b. 特発性肺線維症

図6　上肺野優位（a）と下肺野優位（b）

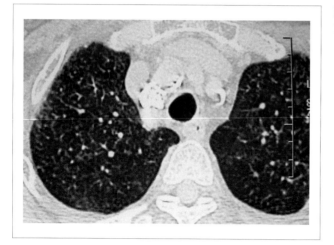

図7　粒状陰影
1つひとつがはっきりしている．粟粒結核．

の分布の法則（比較的等距離に見える，胸膜近傍にはほとんど見えない）からはずれていないか？　という目で見ましょう．たいていは区別できますので．

b）**輪状陰影 ring-like shadows**：輪の陰影です．通常，10mm 台までです．1 個や 2 個では言いません．通常は集合して 10 個以上のものです．これが蜂の巣のようになっていると honeycombing 蜂巣肺といいます（**図9**）．

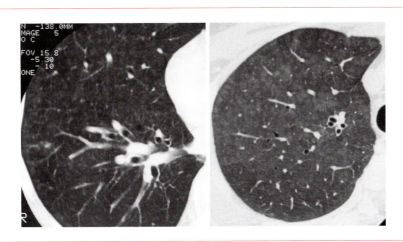

**図8　粒状陰影**
1つひとつはややぼんやりしている（どちらも過敏性肺炎）．

**図9　蜂巣肺：特発性肺線維症**

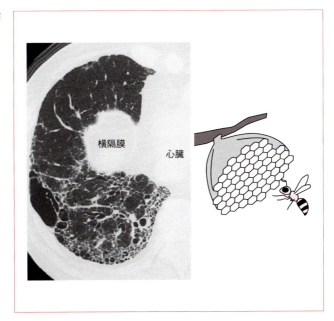

特発性肺線維症の画像診断で最も頼りになる所見ですね．

　c）**スリガラス陰影 ground glass opacities（GGO）あるいは ground glass attenuation**：びまん性のスリガラス陰影は，実にさまざまな疾患で認め

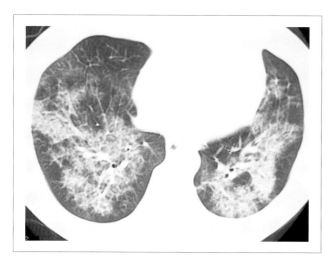

図10 ニューモシスチス肺炎

ますね.つまり,(1)感染症(特に日和見感染症),(2)間質性肺炎,(3)肺胞性疾患,(4)その他,と分類します.

(1)感染症:
- ニューモシスチス肺炎 pneumocystis pneumonia (PCP)(**図10**)
- サイトメガロウイルス肺炎 cytomegalovirus pneumonia (CMV)
- 単純ヘルペス肺炎 herpes simplex virus pneumonia (HSV)
- RSウイルス細気管支炎 respiratory syncytial virus bronchiolitis (RSV)

(2)間質性病変:
- 好酸球性肺炎:急性好酸球性肺炎では小葉間隔壁の肥厚に注意
- 薬剤性肺障害
- 過敏性肺炎
- 特発性間質性肺炎

特に非特異性間質性肺炎 idiopathic non-specific interstitial pneumonia (NSIP)でみられます.また,特発性肺線維症 IPF 自体では非典型的ですが,その急性増悪では,しばしば蜂巣肺とスリガラス陰影が混在します.さらに,急性間質性肺炎 acute interstitial pneumonia (AIP)では主病変です.また,特発性器質化肺炎 cryptogenic organizing pneumonia (COP)は浸潤陰影が主体ですがGGOもありえます.そのほかの respiratory

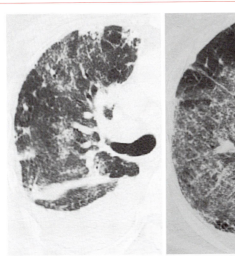
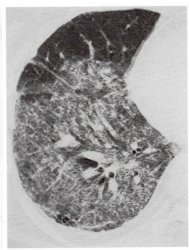

図11　スリガラス陰影
血管が透けて見える．肺血管炎．

　　bronchiolitis-associated interstitial lung disease(RB-ILD), desquamative interstitial pneumonia(DIP), lymphoid interstitial pneumonia(LIP)
- 膠原病や血管炎の間質性肺炎（図11）
- サルコイドーシス

(3) 肺胞性病変：
- 肺水腫
- ARDS
- 肺胞蛋白症

(4) その他：細気管支上皮癌 bronchioalveolar carcinoma (BAC)

d) 浸潤陰影 consolidation：内部に血管構造が見えない濃い陰影です（図2b）．

e) 線状陰影 linear shadows：血管でもなく葉間裂でもない線状の構造をいいます（図12）．

f) 網状陰影 reticular shadows：honeycomb はカチッとした蜂の巣を思わせる構造改変ですが，網状とは蜘蛛の巣をイメージしていただくとよいです．なんとなくモヤモヤとして網のようだなという陰影です（図13）．

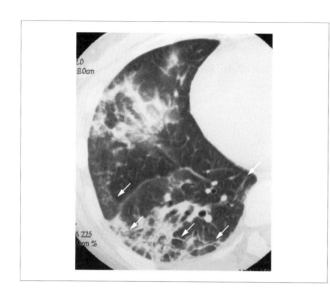

**図 12 線状陰影**
多発性筋炎の間質性肺炎 (cNSIP).

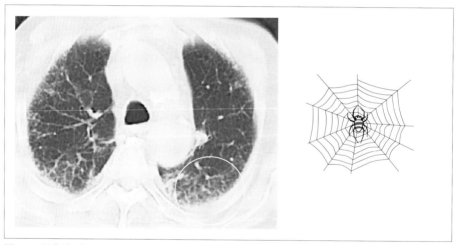

図 13 網状陰影

g）**上記の混合**：特に線状網状陰影とスリガラス陰影の混在は癌性リンパ管症，サルコイドーシス，急性好酸球性肺炎，肺水腫などが重要です．図 14 は非特異性間質性肺炎 non-specific interstitial pneumonia (NSIP) です．どうですか，両側末梢肺野優位にびまん性にスリガラス陰影が主体で

図14 非特異性間質性肺炎

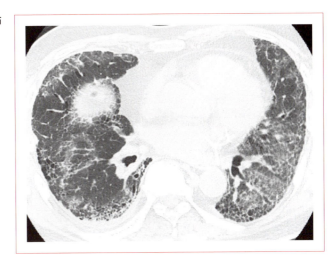

すが，線状網状陰影，さらに小輪状陰影もありますね．わりと病変が均一な印象（これを空間的時相が一致といいます）があり，これがNSIPの特徴といわれます．

⑤**肺野の容量の変化**：肺野の容量の判定は，胸部CTでは意外と難しい．かえって，胸部単純レントゲンを見たほうがわかりますね．
- ボリュームの増加：全肺気量の増加を示すので，閉塞性肺疾患：肺気腫，びまん性汎細気管支炎，その他の細気管支炎，気腫合併肺線維症，嚢胞性肺疾患，びまん性肺脈管筋腫症などでみられます．
- ボリュームの低下：全肺気量の低下を意味するので，拘束性肺疾患：各種の間質性肺炎，神経筋疾患，広範な無気肺など．

## 低線量 CT とはどんなもの？

■アメリカの National Lung Screening Trial (NLST) Research Team による低線量 CT での検診で肺癌死亡率を低下させるという報告（N Engl J Med 2011；365(5)：395-409）以来，注目されていますね．ではその実際は？ 多列ヘリカル CT スキャンを用い，息止め時間は数秒間，スライス幅約 1mm の撮像図が得られます．最大の特徴は被曝量の軽減化で，通常 CT 検査の 10 分の 1 程度，1mSv 以下になっています．画像はもちろん通常の CT にはかなわないですが，しかし技術革新の進歩はすさまじいですね．

# 第5話
# 縦隔条件を読む

## 1 縦隔条件とは

　文字どおり縦隔をみるための条件です．腹部臓器を見るときと同様でwater densityの構造を見るのに適する反面，肺野は真っ黒になってしまいます（図1）．

## 2 単純撮影と造影撮影の見え方の違い

　単純と造影とでは全く見え方が違います（図2）．当然，造影条件では血管が明瞭に見え，さらに造影効果のあるリンパ節は単純条件より明瞭に判別できます．また，血管成分の多い腫瘍は，造影で増強効果があり，内部構造（均一な増強か不均一な増強か）もわかります．

## 3 挫折しない読み方のコツ

　肺野条件でも言いましたが，始めからあまり詳しく知ろうとせずに，ザックリと捉えましょう．各図中のポイントに注意してください．

## 4 頸部〜上縦隔の見方（図3，4）

　頸部からしっかり見ていきます．特に甲状腺をチェックしましょう．ここは血管がいろいろ走行していて，混乱しやすいのです．気管を中心として左右に

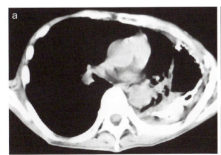 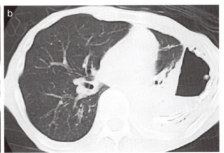

図1　縦隔条件（a）と肺野条件（b）：ひだり結核性膿胸

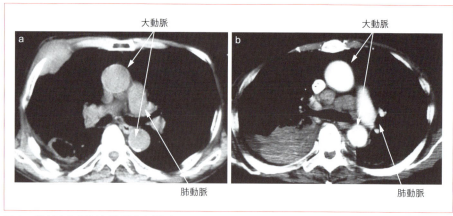

**図2 単純（a）撮影と造影（b）撮影**
aは肺癌の胸壁転移と縦隔リンパ節転移，bは癌性胸膜炎と縦隔リンパ節転移．

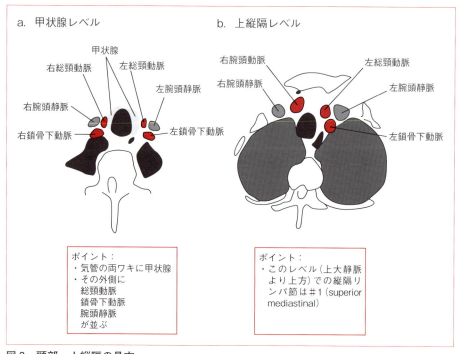

**図3 頸部～上縦隔の見方**

図4　正常縦隔：上縦隔

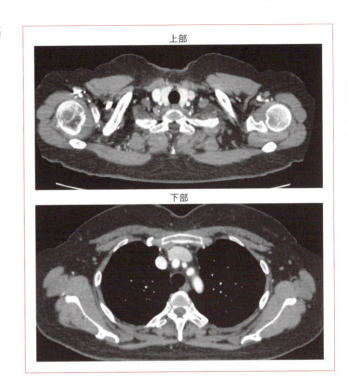

存在する血管をスケッチして覚えるとわかりやすいです．おさえておきたいリンパ節は，基本的に＃1（superior mediastinal 上縦隔リンパ節）（図3ポイント参照）．実際の画像（図4）と見比べてください．くわしくは項目 8 を見て下さい．

### 5　大動脈弓～奇静脈弓くらいのレベルの見方（図5，6）

　項目 8 と一緒にみて下さい．大動脈弓に注目します．気管と右前方の上大静脈を確認してください．この高さの気管の右側にはうすい気管壁以外はなく（単純レントゲンの「傍気管線」），ここが腫れていると気管との位置関係から＃2，＃3，＃3p などの縦隔リンパ節の腫脹が疑われます．そして，さらに下方にいくと奇静脈が前方の上大静脈に注ぐさまを観察します．ここが奇静脈弓です．ここが腫れると＃4（tracheobronchial）リンパ節の腫大です．なお，大動脈弓の外側に隣接して腫れていれば＃6（paraaortic）リンパ節です．さらにやや下方でaorto-pulmonary window 大動脈・肺動脈窓の部分で腫れている

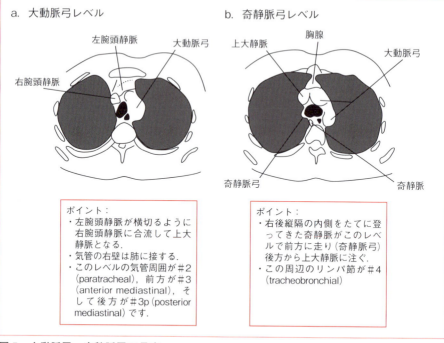

図5 大動脈弓～奇静脈弓の見方

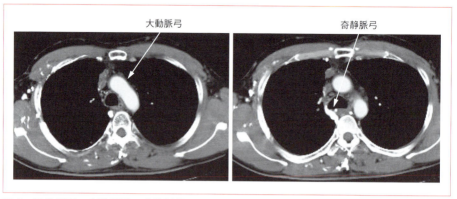

図6 正常縦隔：大動脈弓～奇静脈弓

と，＃5（subaortic）いわゆるボタロ Botallo リンパ節の腫大です．え，わかりにくい？……確かに．では図7はいかがでしょう．わかりましたか．

第5話 縦隔条件を読む

図7 ＃5と＃6の区別

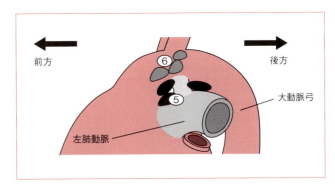

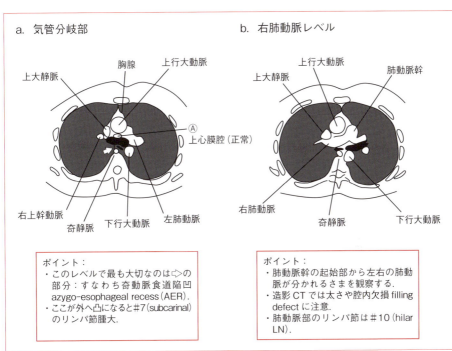

図8 気管分岐部〜肺動脈幹の見方

## 6 気管分岐部〜肺動脈幹 (図8, 9)

　大血管，肺門，気管支を要チェックです．造影CTでは肺動脈幹から区域肺動脈までの血管に造影欠損像がないかもチェックします（肺血栓塞栓症）（図10）．ここでチェックするべきリンパ節は，まずだいじなのが＃7（subcarinal）

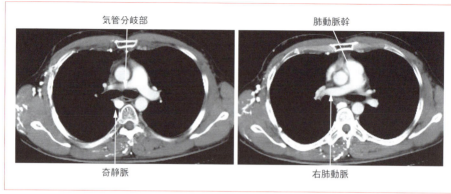

図9　気管分岐部〜肺動脈幹

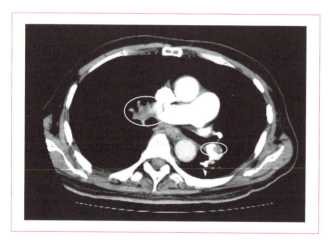

図10　肺血栓塞栓症
肺動脈幹から左右肺動脈の欠損像．

ですね．図の中の奇静脈食道陥凹部 azygoesophageal recess（AER）をチェックしましょう．また，両側の肺門部リンパ節 # 10（hilar）も要チェックですね．なお，この部分でリンパ節と紛らわしい正常所見に，上心膜腔があります．図8の左側のシェーマのⒶの部分で，心膜の上部の折れかえりの部分が，あたかもリンパ節に見えることがあります．造影下ではリンパ節のような造影効果がありません．

## 7　心臓以下のレベルの見方（図11, 12）

　心陰影（大きさ，形，心嚢水の有無など）．造影像なら，シェーマにあるよ

第5話　縦隔条件を読む

a. 左心房レベル
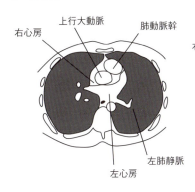

b. 右心房レベル
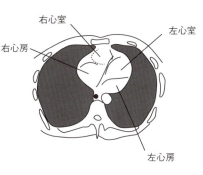

ポイント：
・心房・心室の見え方を頭に入れよう．
・左心房は左右に上・下肺静脈が注ぐさまを観察する．

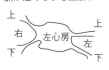

（左心房を前からみたところ）

ポイント：
・心内の構造に注意．
・胸水や胸膜肥厚がよくみえるので注目！

c. 心室レベル
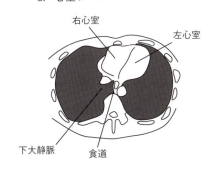

d. 肝レベル
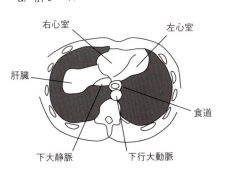

図11　心臓以下のレベル

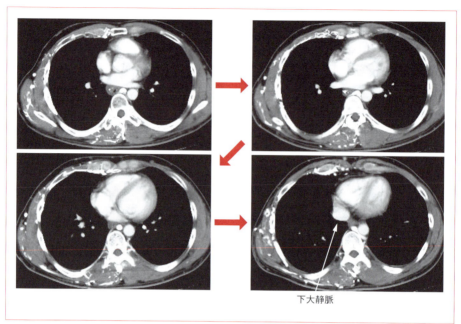

図12 心臓以下のレベル

うに，心房と心室もそれぞれチェックできます．

　胸水はこのレベルで判断します．おおざっぱにいって，胸膜面にそって water density があり，中が無構造なら胸水，中に気管支透亮像 air bronchogram があれば肺実質（たとえば肺炎）ですが，場合によっては難しいことがあります．造影 CT で胸水貯留部に壁が厚い（peel といいます）ときは膿胸の可能性があります（第1章第6話参照）．

## 8　縦隔肺門リンパ節をみつける

(1) 縦隔リンパ節が読めるようになるには？
- 教科書の図譜をじいっと見ていてもなかなかわかりませんよね．でも基本の絵は見ておいてください（図13）．原発巣と同側の肺門リンパ節が N1，縦隔リンパ節で N2，そして反対側が腫れると N3 ですね．
- 詳しくは**表1**！？……まあ一応ざっと見ておいてください．
- マスターするコツは……ズバリ腫大している状態を見ることです．

図13 縦隔リンパ節

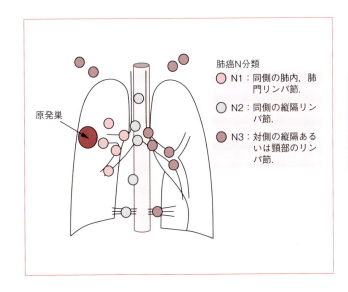

- はじめから，すべてをわかろうとはせずに，要所要所を押さえましょう！
- リンパ節は正常でもそこにあるわけですが，胸部CT特に造影条件下で「ある」とわかるのは数ミリ台からです．しかし，「病的な腫れ」とされるのは，短径1センチ以上ということになっています．なぜ？ それはコラム「リンパ節転移の判定」を参照ください．

(2) 上縦隔リンパ節ではここを押さえる
- この部分は結構難しい……その理由は多数の血管，動脈も静脈も密集して走っていて，ほとんどすべてが輪切り像だからです．まずは肺サルコイドーシスの例で説明します（図14）．正常縦隔で学んだ左腕頭静脈が気管正中線と交差する高さ（図4）までのリンパ節は#1上縦隔リンパ節です．上大静脈になる高さより頭側といった範囲です．

(3) 大動脈弓の高さ
- 図15にあるように，気管傍リンパ節#2と前縦隔リンパ節#3aと大動脈傍リンパ節#6が重要です．肺癌取扱い規約の詳しい図譜では，図15下にあるように，上大静脈，気管の前後で分けて，前方から順に，#3a, #3, #2, #3pとなります．

(4) 奇静脈弓レベル
- 図16のように，気管気管支リンパ節#4と気管後リンパ節#3pが重要です．

表1 肺門・縦隔リンパ節一覧表

| | |
|---|---|
| 右下頸部, 鎖骨上窩リンパ節 (#1R) | right inferior cervical, upraclavicular lymph node |
| 左下頸部, 鎖骨上窩リンパ節 (#1L) | left inferior cervical, upraclavicular lymph node |
| 気管後リンパ節 (#3p) | retrotracheal posterior mediastinal lymph node |
| 右上部気管傍リンパ節 (#2R) | right supperior paratracheal lymph node |
| 左上部気管傍リンパ節 (#2L) | left supperior paratracheal lymph node |
| 血管前リンパ節 (#3a) | anterior mediastinal lymph node |
| 右下部気管傍リンパ節 (#4R) | right inferior paratracheal lymph node |
| 左下部気管傍リンパ節 (#4L) | left inferior paratracheal lymph node |
| 大動脈傍リンパ節 (#6) | paraaortic lymph node |
| 大動脈下リンパ節 (#5) | subaortic lymph node |
| 主気管支周囲リンパ節 (#10) | hilar lymph node |
| 葉気管支間リンパ節 (#11s) | interlobular lymph node |
| 気管分岐下リンパ節 (#7) | subcarinal lymph node |
| 葉気管支間リンパ節 (#11) | interlobular lymph node |
| 食道傍リンパ節 (#8) | paraesophageal lymph node |
| 葉気管支間リンパ節 (#11i) | interlobular lymph node |
| 肺靱帯リンパ節 (#9) | pulmonary ligament lymph node |

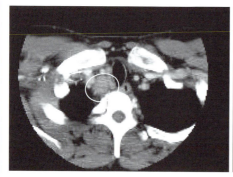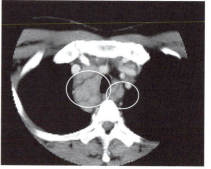

図14 上縦隔リンパ節#1：肺サルコイドーシス

(5) 気管分岐部レベル
● 図17のように気管分岐部リンパ節 subcarinal #7に注目します．
(6) 肺動脈幹レベル
● 図18のように肺門リンパ節#10の腫大に注目しましょう．

**図15　大動脈弓の高さ：サルコイドーシス**

気管傍リンパ節#2と前縦隔リンパ節#3aと大動脈傍リンパ節#6.

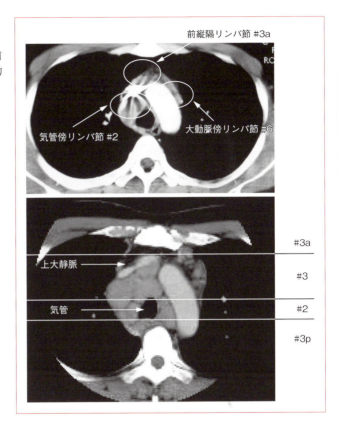

**図16　奇静脈弓レベル：サルコイドーシス**

気管気管支リンパ節#4と気管後リンパ節#3p.

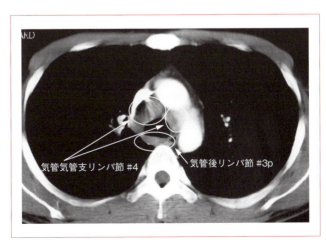

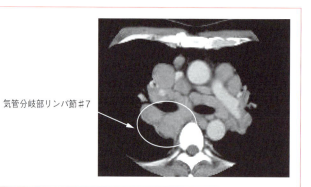

図 17　気管分岐部
気管分岐部リンパ節 subcarinal ＃ 7.

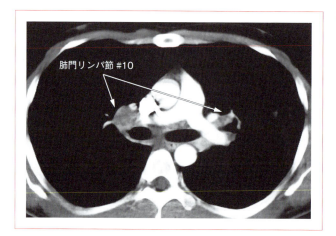

図 18　肺動脈幹レベル

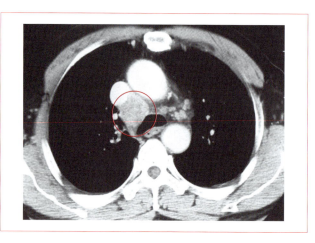

図 19　肺小細胞癌

図 20　扁平上皮癌

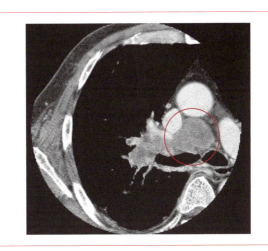

図 21　肺小細胞癌

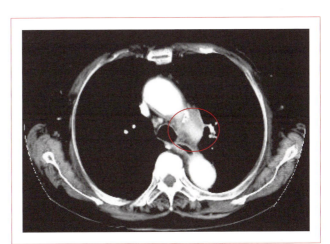

　どうでしょう．飲み込めましたか？　ではいよいよ肺癌の症例で力試し！
図 19～21 までの○で囲んだリンパ節がそれぞれ何番かお答えください．

## 9　縦隔気腫について

　最後に，縦隔気腫について，「百聞は一見にしかず」．図 22 のように通常肺
野条件で診断しますが，縦隔気腫なんでここに入れました．あしからず．

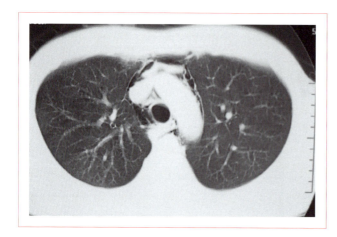

図22　縦隔気腫

　さて，お待たせしました！　リンパ節の答えは，それぞれ
図19：奇静脈レベルの気管右傍ですので，＃4気管気管支リンパ節です．
図20：気管の前方ですので，＃3前気管リンパ節です．
図21：大動脈弓部の下方ですので，いわゆるボタロ＃5リンパ節です．

## Column

### リンパ節転移の判定〜短径1cm以上は正確か？〜

■肺癌の病期分類で重要なリンパ節転移の判定．世界的にも短径が1cm以上のリンパ節腫大を転移陽性と診断する基準が用いられています（日本肺癌学会：EBMによる肺癌診療ガイドライン2014年）．しかし，このような大きさによる判定では，感度52〜75％，特異度66〜88％程度です．一方，FDG-PET/CTによる診断は，感度74〜85％，特異度85〜90％とCTより高い診断能を示します．したがって，手術適応のありそうな症例では，FDG-PET/CTが勧められます．ただし，結核やサルコイドーシスなどの感染性疾患や肉芽腫性疾患での偽陽性に注意しましょう．

# 第6話 胸膜病変を読む

## 1 胸 水

- 胸水は通常は縦隔条件で読みます．正常所見でみてきたように，胸膜は基本的に薄くて見えないわけです．ですから，図1のように見慣れればそう難しくありませんね．仰臥位で重力に一致して貯留していればまず胸水でしょう．
- 問題は図2のように限局性にしかも凸レンズのようにたまった場合．膿胸かもしれません．最近の報告によると (Tsujimoto N, Saraya T, Light RW, et al. PLoS One 2015；10(6)：e0130141：実は当教室とかの有名な Light 先生との共同研究です！)，図中の胸水の厚さが 30mm 以上か，図3のような split pleura sign が陽性なら，膿胸の可能性が高いといわれます．
- また，図4のようにニボー (neveau) つまり鏡面形成を示す場合もあります．これは気管支漏 bronchial fistula を意味するので，膿胸腔と肺・気管支が交

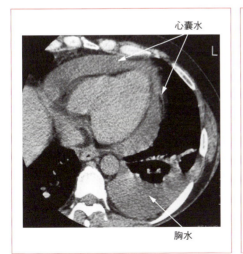

図1　胸水と心囊水

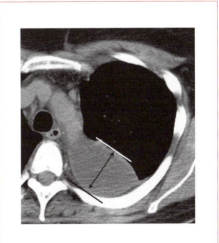

図2　膿胸の1例

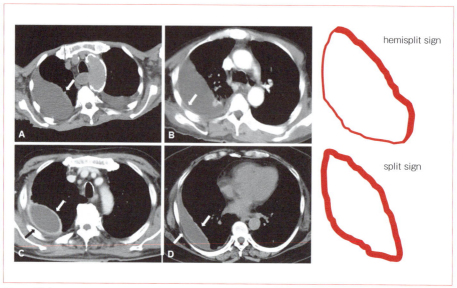

図3　膿胸で見られた hemisplit sign と split sign
(Tsujimoto N, Saraya T, Light RW, et al. PLoS One 2015；10(6)：e0130141 より引用)

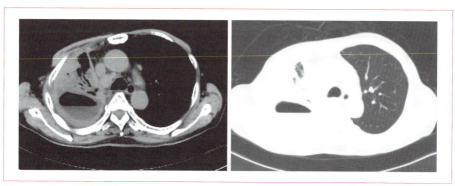

図4　ニボーを伴う膿胸

通してしまっていることになります．
- 結核後遺症ではしばしば胸膜の石灰化を伴う胸水貯留がみられます(図5)．

第6話　胸膜病変を読む

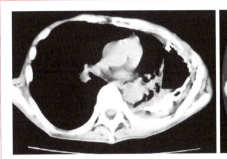
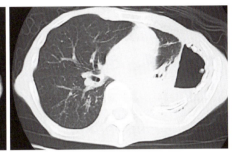

図5　結核性膿胸

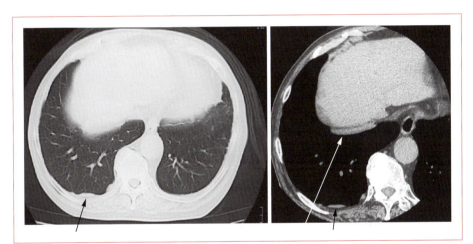

図6　胸膜肥厚

## 2　胸膜肥厚

- 胸膜は本来きわめて薄い膜で，臓側胸膜と壁側胸膜からなりますが，正常ではほとんど認識できません．したがって，胸部CTで「あれ，胸膜が見える」ということは異常です．
- 主に縦隔条件で観察します．左右差に注意します（図6：みぎ背側胸膜の肥厚．左にはない）．
- 胸水との区別：胸部CTは通常仰臥位ですから，重力に一致してメニスクスがみえれば胸水ですし，図6のように関係なければ胸膜肥厚です．

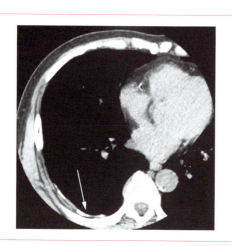

図7 胸膜プラーク

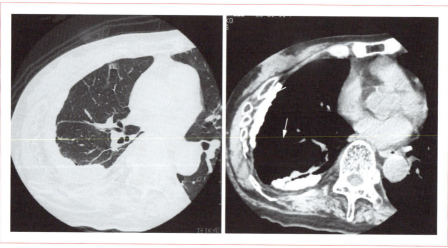

図8 陳旧性結核性胸膜炎

- また，図7のように胸膜に一致して線状の石灰化が認められれば，慢性の胸膜肥厚で，ある程度の長さをもつ石灰化は胸膜プラーク pleural plaque といい，アスベスト曝露の証拠とされます．
- 胸膜の石灰化は陳旧性胸膜炎でもみられます（図8）．胸水貯留が長期に持続したため，肺容量が低下して，肋骨間の間隔が減少していますね．

第6話　胸膜病変を読む

図9　胸膜中皮腫

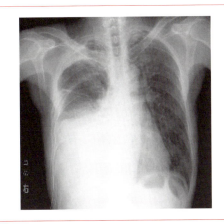

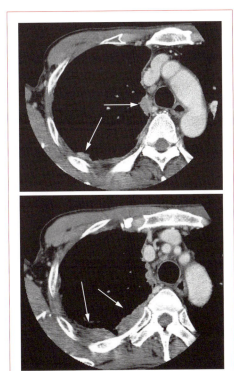

図10　胸膜中皮腫

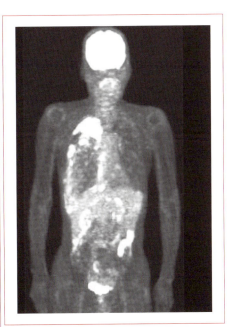

図11　PET-CT

第1章　入門編：まず始めよう！CT読影

## 3　胸膜中皮腫

● 65歳男性のみぎ大量胸水貯留例です（図9）．30年間水道業を営んでいました．胸腔ドレナージ後に胸部CTを撮りました．

● 図10でみぎ背側に胸膜から立ち上がる限局性の腫瘤性の隆起がみられます．これは明らかに図7，8でみた肥厚とは違いますね．胸膜の腫瘍，すなわち胸膜中皮腫です．

● PET-CT（図11）ではみぎ胸膜全体に強い取り込みがあり，腫瘍がみぎ胸腔全体に及んでいることがわかります．

# 第7話 肺血管病変

## 1　肺血栓塞栓症

- 肺血管の観察時には，当然造影が必要です．最近では，ダイナミックCTが行われ，従来の血管造影あるいはそれ以上の精密さで捉えることができます．
- 63歳男性，大腸癌の手術後初めて歩行した途端，強い呼吸困難と右胸痛を訴え，緊急受診しましたが（図1は仰臥位ポータブル写真），明らかな陰影は認めません．
- 引き続き緊急の造影胸部CTが行われました（図2）．円で示すように，左右の肺動脈本幹に造影されないねずみ色の部分が認められます．ここが血栓です．ただちに組織プラスミノーゲンアクチベータによる血栓溶解療法が行われ，救命されました．

図1　胸部レントゲン

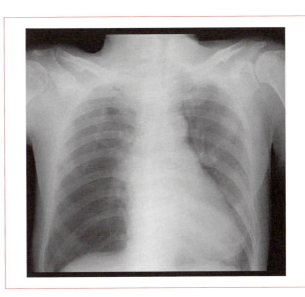

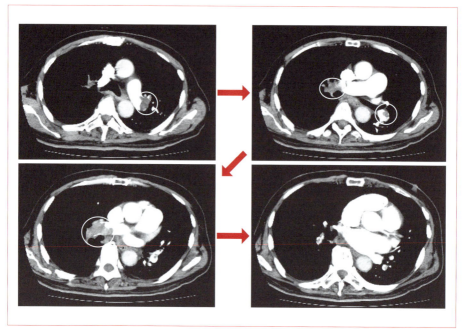

図2　胸部造影CT

## 2 肺分画症 pulmonary sequestration

- 肺分画症とは，先天的な肺の形成異常の一種で，肺の一部が大動脈から栄養を受けている状態です．正常肺で囲まれた肺葉内分画症と，胸膜に覆われて正常肺と完全に分離している肺葉外分画症があります．
- 臨床的には，胸部画像で浸潤陰影や結節陰影を認め，空洞を認めることがあります．
- "肺化膿症"にはウラがある（かもしれない）：肺炎の症状があり胸部レントゲンで空洞を伴う浸潤陰影があれば，「肺化膿症」と診断したくなります（図3）．鑑別として，肺結核症，非結核性抗酸菌症，肺癌，肺真菌症，肺寄生虫症，肺放線菌症，肺ノカルジア症，さらに非感染性ではリウマチ結節，ウェゲナー肉芽腫症．でも，もうひとつ，若年者では肺の形成異常にも注意しましょう．
- このケースでは過去にも2回"肺炎"の既往がありました．下葉は肺分画症

図3 肺分画症の胸部レントゲン写真

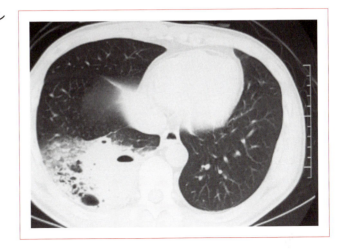

図4 肺分画症の3DCT画像

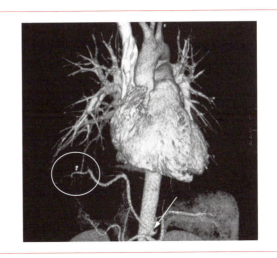

の後発部位ですね．左側に多いといわれますが（左4：右1），右も結構あるように思います．
- 造影3DCT（**図4**）を示します．下行大動脈から分かれる異常血管がきれいに示されています．

# 第8話
# 縦隔腫瘍を知る

- 縦隔にできた腫瘍をいいます．さまざまな腫瘍がありますが，縦隔の部位により発生しやすい腫瘍も決まっています．可能な限り造影CTを撮ってください．
- 縦隔腫瘍の部位による分類（図1）
  - 前縦隔腫瘍：肺門部より前方にできる．甲状腺腫瘍（図2），胸腺腫瘍（図

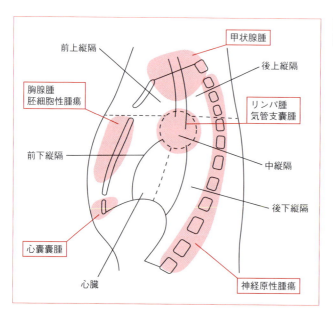

図1 縦隔腫瘍の位置分類と発生母地

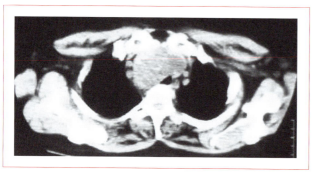

図2 上前縦隔：甲状腺腫瘍

図3 前縦隔：胸腺腫瘍

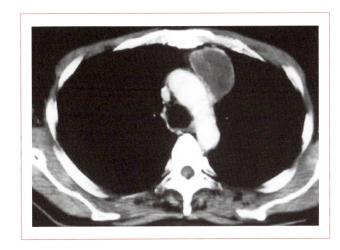

図4 胸腺癌

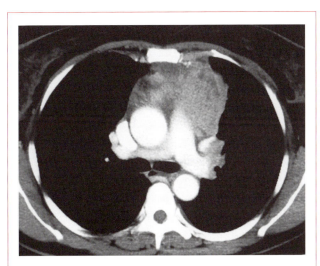

3），胸腺癌（図4），心囊囊腫，胚細胞腫など
- 中縦隔腫瘍：悪性リンパ腫（図5），気管支囊腫など
- 後縦隔腫瘍：肺門部より後方にできる．神経原性腫瘍（図6）
● 一般的にいって，周辺臓器へ浸潤していれば悪性，圧排性増殖であれば良性の可能性が高いですが，特に胸腺腫瘍の場合，画像所見から悪性度を推定す

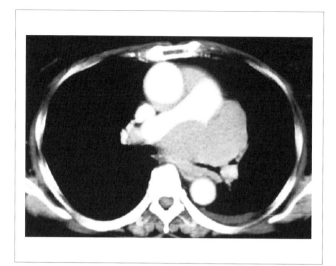

図5 中縦隔腫瘍：悪性リンパ腫

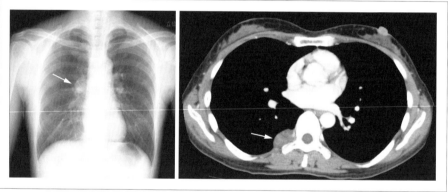

図6 後縦隔腫瘍：神経原性腫瘍

ることは困難といわれます．そのため，胸腺嚢胞を除き，生検で悪性と判明しなくても原則手術が行われます．正常の解剖が頭に入っていれば，胸部CTでみつけることはさほど難しくないでしょう．

## multi-detector CT とは？

■CT が発明された当初，検出器は 1 列でした．しかし，ヘリカル CT が出現してさらに 10 年ほど経った 2000 年頃，CT の検出器の多列化が始まりました．いわゆる「マルチスライス CT」の時代です．そもそも 1 列だった CT が，大きな臓器を短時間で撮影するために 4 列，8 列，16 列，32 列，64 列と検出器の列数が増え，現在では東芝社では世界に誇る日本の最高技術として 320 列の CT を開発しています．

■呼び方として，シングルスライス CT のことを SDCT（single-detector row CT, single-detector CT），マルチスライス CT のことを MDCT（multi-detector raw CT, multi-detector CT）と一般に略します．

## 第9話

# 全体所見の捉え方

### Step 1　まずは，気づいた点はすべて書いてみましょう．

たとえば孤立性陰影なら……（図1）

［例1］
- 左右上肺野に気腫性変化
- みぎ肺尖部に長径1cmのブラ
- みぎ中肺野に長径2cmの結節陰影：境界鮮明，石灰化なし，胸膜陥入なし
- みぎ胸膜肥厚か胸水

そして，声に出してみる．まずは自分に語りかけるように……声に出すと，どこがあいまいで，わかっていないかがよくわかるんです．次いで，指導医に聞いてもらいましょう．自信がついてきたら，部内のカンファランスで，そして部外の研究会へ！

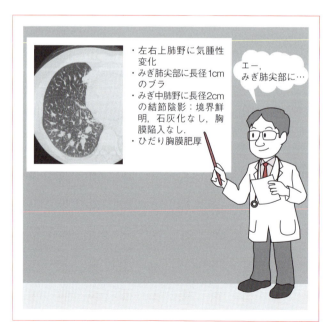

図1

図2

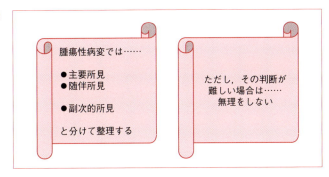

### Step 2　仕分けしてみる.

　次に自分なりに,どれがだいじな所見か,どれが副次的かを,分けて整理してみます(図2).
　上記の例ではなんといっても,結節陰影がだいじですから,
(1) **主所見**:みぎ中肺野に長径2cmの結節陰影.境界鮮明,石灰化なし,胸膜陥入なし.もし腫瘍とすると胸水のあるなしは病期を決定する所見なので,
(2) **随伴所見**:みぎ胸膜肥厚か胸水.あとは副次的なので,
(3) **副次的所見**:左右上肺野に気腫性変化,みぎ肺尖部に長径1cmのブラ.
　では,次のような場合はどうするか? つまりさまざまな陰影が混在する.迷うことが多いですね.

［例2］
- 両側上肺野中心に気腫性変化
- みぎ中葉に気管支拡張像と小葉中心性粒状陰影
- 両側下肺野優位の線状網状陰影

　この場合は,どれが主要所見かにわかには判断できませんね.その場合は無理せずにこのままにしておきましょう.

### Step 3　可能な限り情報を集める.

　臨床情報,特に年齢・性別,症状・所見,そして**臨床経過**がとても重要です.もちろん胸部単純レントゲンも照合しましょう.
　特にだいじなポイントは,**時間経過を見る**ということです.可能な限り(つ

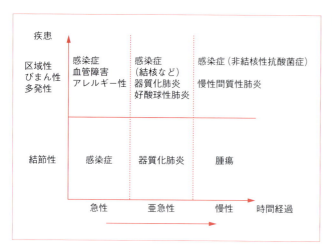
図3

まり前医から取り寄せてでも）比較読影（前比）をします．または前向きに経過観察をするべきだということです．

つまり，大雑把にいって，図3のようになります．

## Step 4 鑑別をしてみよう！

さて，いよいよ鑑別診断です．大原則は，どんなときも

①**感染症**，②**腫瘍**，③**血管性**，④**その他**，と分けて考える．

そして，慣れるまでは，やはり声に出していきましょう．

図3のように陰影を縦軸に，そして横軸の時間軸で考えましょう．

- **急性（数日で増悪または改善）**：まずは感染症（肺炎，感染性肺塞栓），肺血管障害（肺血栓塞栓症，肺胞出血など），アレルギー・免疫性炎症（薬剤性，好酸球性など），ARDS，肺水腫，急性間質性肺炎など
- **亜急性（数週～数ヵ月で増悪または改善）**：感染症（肺結核，非結核性抗酸菌症，肺真菌症，肺放線菌症，寄生虫など），腫瘍（小細胞癌，リンパ腫），肺血管炎，器質化肺炎，好酸球性肺炎，過敏性肺炎，急性間質性肺炎，膠原病性など
- **慢性（数ヵ月～年単位）**：腫瘍（非小細胞肺癌，特に分化型腺癌，低悪性度腫瘍，良性腫瘍），慢性間質性肺炎（特発性肺線維症，非特異性間質性肺炎）

## 造影剤のあれこれ質問

■どういうときに？：一般呼吸器臨床では，特に腫瘍性病変での質的診断（造影効果：enhancement の有無）や病期診断（リンパ節腫大，大血管や胸壁への浸潤など）に必須です．

■禁忌？：
［CT 造影剤の禁忌］
①ヨードまたはヨード造影剤に過敏症の既往歴がある
②重篤な甲状腺疾患（甲状腺機能亢進症）
［CT 造影剤の原則禁忌］
①一般状態が極度に悪い
②喘息
③重篤な心障害
④重篤な肝障害
⑤腎機能低下（造影できる方の目安は Cr 1.3mg/dL 未満）
⑥マクログロブリン血症
⑦多発性骨髄腫→特に脱水のある場合，腎不全
⑧テタニー
⑨褐色細胞腫あるいはその疑い

■副作用？：
1) ヨードアレルギー：用量に依存しない現象で予知は困難です．嘔気，嘔吐，軽症発疹などの軽症が大部分で 2〜4％程度ですが，生命の危険がある重篤例は 2,000〜4,000 例に 1 例といわれます．危険因子は造影剤副作用歴（4.7 倍），ぜん息（10 倍），心疾患（3 倍）など．
2) 腎毒性：臨床的に問題となる腎障害は通常で 1〜2％．腎障害，糖尿病の腎症，神経症，網膜症，脱水症，高齢，重症疾患などの高リスク群で 4〜12％となります．ビグアナイド系経口糖尿病薬使用中は高乳酸血症の危険があり，多発性骨髄腫では急性腎障害の危険があります．
3) 遅発性副作用：まれに検査後 1 時間から 1 週間にかけての発疹，嘔吐，血圧低下などがみられます．

## 第2章 所見編

# 知ってそうで知らない CT 所見

## プロローグ

### 画像診断には詩の心が必要？

galaxy sign, comet sign, tree in bud, ……胸部 CT の用語には詩的な表現が多いと思いませんか？ ものの形を大切にする仕事柄なんですかね．それとも放射線診断医には詩人が多い？ それだけにその由来を理解していないと，あいまいなことになりがちですから，しっかり自分のものにしましょう．それからサインはあくまでサインであること，疾患特異性には限界があることも，本章で確認してください．

# 第1話
# air bronchogram

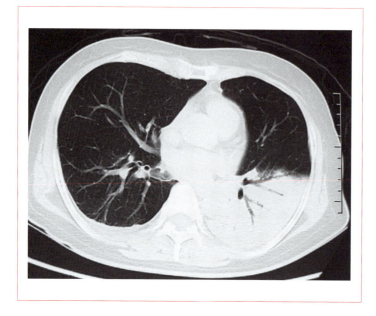

図1 胸部CT所見

## 1 胸部CT所見(図1)

- air bronchogram，つまり air（空気）で bronchus（気管支）を gram（造影）する，という意味です（**図1**）．「気管支透亮像」という日本語もいいのですが，私はやはり，air bronchogram のほうがしっくりくる気がするんです．
- つまり，**図2**のシェーマのように，正常時には air in air，つまり気管支も肺胞も空気で満たされているので，気管支は見えないのですが，air bronchogram は，air in water，つまり，空気のある気管支を取り囲む肺胞領域に空気がないことを示します．肺胞内にたまるのは水分（肺水腫）でも分泌液（肺炎）でも血液（肺胞出血）でも癌細胞（bronchoaleveolar carcinoma）でもいいのです．
- ですから，このサインを見たら，基本的にはその陰影は alveolar process つまり肺胞の病気です．ただし，間質性肺炎で肺胞が虚脱しても，肺原発リン

図2 シェーマ

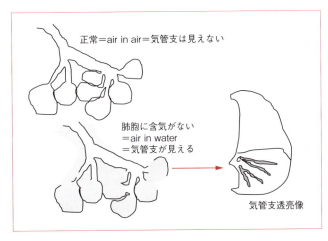

図3 胸部レントゲン

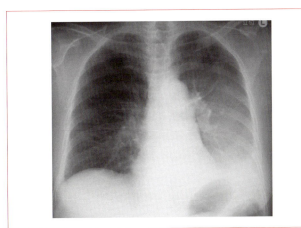

パ腫でも陽性のことがあります．
- 基本は胸部単純レントゲンと同じですが，図3のように単純写真ではair bronchogramがはっきりせず，葉間胸水との鑑別が難しい場合があります．しかし，当然胸部CTでは明確に診断できますね．

## 2 何を見ているのか？

- 組織学的には肺胞領域の病的プロセスで含気がなくなり，かつ気管支領域には含気がある状態．

## 周辺類語

### air space disease, air space opacification

いずれも air bronchogram を伴う consolidation とほぼ同意義と思われます．つまり，本文でも書きましたが，肺胞領域に水分や滲出物が充満した過程を意味しています．少ししつこく見ていくと，

- 漏出液の貯留：心不全による肺水腫
- 膿性貯留物：細菌性肺炎
- 血液：肺出血（いわゆる吸い込みによる陰影，および肺胞出血）
- 細胞，つまり癌細胞：いわゆる細気管支肺胞上皮癌
- 蛋白質：肺胞蛋白症
- 脂肪：リポイド肺炎
- 胃液の吸引：誤嚥性肺炎
- 水（溺水）：溺水肺

などなど，となります．ただくれぐれも注意したいのは，あくまで陰影の所見であって，例外もあるという点です．

## HRCTとは？

- HRCTとは，high resolution computed tomographyのこと．高分解能CTといわれます．
- 「画像診断ガイドライン2013年版（第1版）」に，
  - 「高い空間分解能で得られた画像で肺野の微細構造が十分に観察できる画質でなければならない」
  - 「スライス厚2mm以下で高分解能関数を用いたもの」
  と記されています．
- いわば，肺のスライスのルーペ像に近い画像が得られるのが最大の魅力です．
- 基本的技術として，
  - スライス幅：2mm以下（0.5～2mm）
  - スライス間隔：5～10mm
  - アルゴリズム（画像再構成関数）：高周波成分を強調したものがよい（機種それぞれに推奨がある．Bone, Lung, etc.）
  - FOV（field of view 関心領域）：1/2に絞ることで分解能が2倍に向上する（左右1コマではなく，右だけ，左だけ）
  - ウィンドウレベル：-600～-700
  - ウィンドウ幅：1,000～1,500
  - スキャン時間：可能な限り短時間（呼吸をしっかり停止してもらうことが大切）
  を満たすものです．
- 通常CTとHRCTの見え方の違い：薬剤性肺障害（図）です．
- どうですか？ 一目瞭然でしょ．右minor fissureや下葉の血管・気管支の見え方がHRCTではクリアですよね．

図　通常CTとHRCTとの見え方の違い
a：10mmスライスの通常CT
b：HRCT

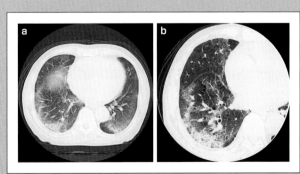

# 第2話
# comet tail sign

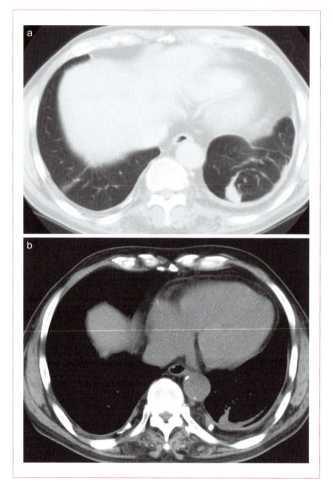

図1 円形無気肺

## 1 胸部CT所見

- 胸部CTでいうことが多いのですが，特徴的な所見の場合は，かつての胸部断層撮影でもいわれました（私が生き証人．今の皆さんは全く聞いたこともないでしょうなあ……コラム参照）．

第 2 話　comet tail sign

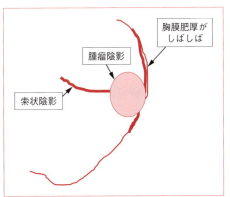

図2　シェーマ

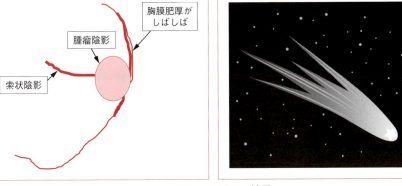

図3　彗星
これは地球にも大接近で有名なハレー彗星の絵です．

- 胸膜直下の腫瘍陰影の肺門側に線状索状陰影が連なって，あたかも彗星とその尾にみえる所見（図1，2（Partap VA. The comet tail sign. Radiology 1999；213（2）：553-554））．日本語では，あまり聞いたことがありませんが，comet：彗星，箒星（ほうき星），tail：尾ですから，直訳すれば彗星の尾サインでしょうか．
- 円形無気肺 round atelectasis の所見とされています．
- シェーマをご覧になれば納得！でしょうか．私には，どうも腫瘍の大きさが彗星というには大きすぎるんじゃないか，とずっと違和感があるのですが……（図3）．
- ちなみに，流星（流れ星 meteor）との違いは？ 彗星は太陽系の小天体，流星は大気中に侵入した宇宙の塵が発光したものだそうな．

## 2　何を見ているのか？

- 胸膜炎などの吸収過程で，限局性に無気肺に陥った肺（円形無気肺）とその気管支血管の収斂像が，ちょうど彗星とその尾のように見える所見．
- したがって，高率に胸膜炎のなごり，つまり胸膜肥厚像がみられます．
- 下葉が多いのもそのためでしょう．

## 3 主な疾患と鑑別

- 典型例：円形無気肺
- 鑑別：ただし，腫瘤陰影と気管支血管の引き込み像にも見えますから，当然悪性腫瘍との鑑別が重要ですね．

---

 特徴的な場合は迷うことは少ないが，経過観察や悪性疾患の除外の検査を．

 あくまで臨床経過や他の所見から鑑別を．

### 昔の胸部断層撮影

■私が卒業した1979年の時点で，胸部断層撮影といえば，今の胸部CTではなく，体の長軸方向に患者さんののる撮影台と放射線照射装置とが，互いに反対方向に動いて，ある深さの断面を撮影するものでした．流れ像も多く今思えば不鮮明この上ないものでしたが，"正面断層，背面から8〜10センチに肺門部がある"などなど読影したものです．当時も胸部CTはありましたが，特別な理由なくオーダーするのは遠慮する感じでした．まさに隔世の感，です．

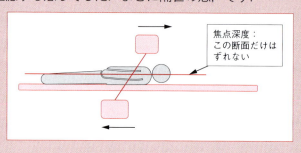

# 第3話
# consolidation

図1 浸潤陰影

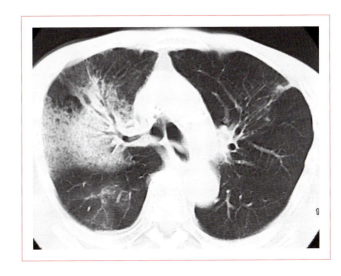

## 1  胸部CT所見

- consolidation とは強化とか地固めの意味．血液疾患で寛解に導入された後の強化地固め療法を consolidation といいますものね．
- 胸部CTでは肺胞領域 airspace を何かが埋め尽くすような過程を指す言葉です．日本語がいいのがなくて，無理やり強化陰影とか硬化陰影とか訳しているものも見ますが感心しません．やむをえないときは浸潤陰影ということが多いのですが……．この言葉は infiltrates の訳語ですから，ニュアンスが違います．
- したがって，そのまま「コンソリデーション」というのがいいと私は思います．

## 2  何を見ているのか？

- 肺胞領域に水分がたまれば肺水腫，細胞や滲出物なら肺炎（肺胞性肺炎），血液なら肺胞出血，癌細胞なら肺胞上皮癌，という具合です．

## 周辺類語

- **GGO, スリガラス陰影**：第2章第7話でも述べますが，陰影の内部に血管がみえればスリガラス陰影，見えなければconsolidationです（下図a）.
- **air bronchogram**：日本語は気管支透亮像. まあ，いいんですが，私はair bronchogramというのはいい表現と思います．つまり，air（空気）でbronchus（気管支）をgram（造影）しているということ．まさにそのとおりの所見．つまり，周囲の肺胞領域には病変があり，かつ近傍の気管支の中には空気があるわけですから，まちがいなく肺内，多くは肺胞の病変を強く示唆するわけです（下図b）.

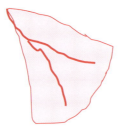
a. スリガラス陰影

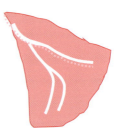
b. 浸潤陰影かつair bronchogram

## 3 鑑別診断

- **限局性胸水**：単純レントゲンでは迷うことがありますが，胸部CTではまず迷うことはありません．陰影内にair bronchogramがあれば，consolidationです．
- **無気肺**：陰影のボリュームの変化に注意します．いうまでもなく，増加しているのはconsolidation，収縮していれば無気肺かそれに近い状態です．air bronchogramがあれば，少なくても閉塞性無気肺は否定的です．
- **consolidationの鑑別**：
  - 肺胞性肺炎：いわゆる大葉性肺炎が典型的です．
  - 肺胞出血：限局性には気管支からの出血のいわゆる吸い込み（吸引性）に

よる陰影も多いです．多発性，びまん性では真の意味での肺胞出血（肺胞からの出血）を疑います．
- 肺水腫：心不全（左心不全）によるものが多いですが，毛細血管の透過性が亢進した肺水腫が急性呼吸促迫症候群 acute respiratory distress syndrome（ARDS）です．
- 肺癌：特にかつて「細気管支肺胞上皮癌」といわれた「肺炎型」肺腺癌は，一見肺炎と区別がつきません．air bronchogram もしばしばみられるので注意が必要です．
- 肺リンパ腫：肺原発のリンパ腫でも air bronchogram を伴う consolidation の場合があります．

**Next step▶** 肺炎と思われても治療に反応性が悪い場合はそのほかの疾患，特に肺癌などを疑い，積極的に気管支鏡などの検査を．

**Pitfall!** 肺炎と思われても治療に反応性が悪い場合はそのほかの疾患，特に肺癌などを疑う．

### consolidation の日本語は？

■ "Consolidation refers to the alveolar airspaces being filled with fluid (exudate/transudate/blood), cells (inflammatory), tissue, or other material." (Collins J, Stern EJ. Chest radiology, the essentials. Lippincott Williams & Wilkins. (2007) ISBN：0781763142) 日本呼吸器学会の用語集では，consolidation の日本語訳は「（肺の）硬化像，融合像（胸部X線用語）」となっていますが，原語のニュアンスからみてそぐわないので，やむをえず「浸潤影」あるいは「コンソリデーション」と呼ばれることが多いと思います．

# 第4話
# crazy paving

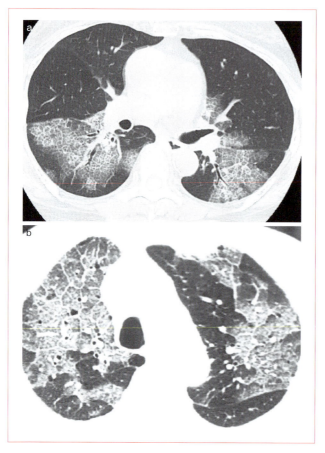

図1 症例（肺胞蛋白症）

## 1 胸部 CT 所見（図1）

- thin-section CT で（つまり二次小葉が評価できる条件で）いいます．
- "scattered or diffuse ground-glass attenuation with superimposed interlobular septal thickening and intralobular lines."（Rossi SE, et al. Radiographics 2003；23(6)：1509-1519）
- つまり，スリガラス陰影があり，その中に比較的直線的な線状影がネット

第4話　crazy paving

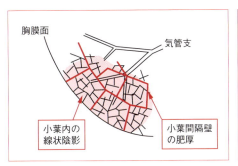

図2　シェーマ

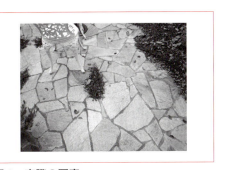

図3　実際の写真
落ち葉舞い散るわが庭の写真

ワーク状に重なって認められる所見（図2）．

## 2　語　源

- crazy paving, crazy paving pattern または crazy paving appearance などといいます．直訳するとクレージーな舗装．そう，もともとは庭の散歩道などで用いられる舗装で，外工の専門では「乱張り」などというそうです（図3）．

## 3　何を見ているのか？

- 小葉あるいは細葉辺縁部の帯状の肺胞内滲出性病変や帯状の線維化病変，あるいは肺内リンパ管の拡張（うっ滞による）が推定されています．
- ネットワークは2～6mmで小葉の大きさよりは小さいことから小葉の辺縁のみを見ているのではない．

## 4　主な疾患

- 肺胞蛋白症：一番有名ですね．ではその感度特異度は？　感度はよいようですが（23/24, Luo J, et al. Zhong Nan Da Xue Xue Bao Yi Xue Ban 2014；39（9）：924-929），特異度は低く，最近では非特異的所見とされます（Johkoh T, et al. Radiology 1999；211（1）：155-160）（表1）

## 表1 crazy-paving 所見を認める疾患

- ▶感染症
  - ・細菌性肺炎
  - ・マイコプラズマ肺炎
  - ・ウイルス肺炎
  - ・SARS (severe acute respiratory syndrome)
  - ・ニューモシスチス肺炎
- ▶間質性肺炎
  - ・UIP，NSIP，AIP，COP
  - ・薬剤性肺炎
  - ・過敏性肺臓炎
  - ・放射性肺臓炎
  - ・サルコイドーシス
  - ・急性呼吸促迫症候群
- ▶肺血管性疾患
  - ・肺水腫
  - ・肺出血（膠原病，血管炎など）
- ▶腫瘍
  - ・細気管支肺胞上皮癌
- ▶その他
  - ・肺胞蛋白症
  - ・リポイド肺炎
  - ・急性好酸球性肺炎
  - ・慢性好酸球性肺炎
  - ・溺水

### 周辺類語

**network pattern，メロンの皮様網目状陰影**

メロンの皮様網目状陰影ですが，欧米文献では見つけられませんでした．日本独特の表現かもしれません．network は一目瞭然ですね．

**Next step?** 表1を参考に広く想定疾患を．

**Pitfall!** 非特異的な所見であることに注意して，あくまで臨床経過や他の所見から鑑別を．

# 第5話
# galaxy sign

図1 胸部 CT 所見

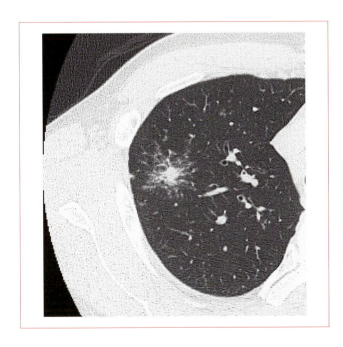

## 1　胸部 CT 所見（図1）

- 直訳すると銀河サイン．なかなか詩的な表現ですね．夜空を眺めて見えるものではありませんが，よく図2のようなものを思い浮かべますよね．もともとは太陽系が所属する銀河系（天の川銀河）を指すギリシア語の galaxias に由来するそうです．
- 定義：多数の小結節陰影が集合した塊状陰影 mass lesion と周辺の小結節陰影を指します．

## 2　何を見ているのか？

- 小肉芽腫病変の集合体とその周辺の散在する小肉芽腫病変を見ていると思われます．

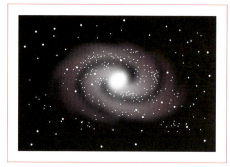

図2 銀河のイメージ

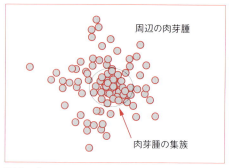

図3 シェーマ

## 3 主な疾患

- サルコイドーシスの所見として報告されました（Nakatsu M, et al. Am J Roentgenol 2002；178(6)：1389-1393）が，その頻度は高くなく肺結核症でも見られます．

### 周辺類語

**衛星病変 sattelite lesion**

メーンの結節陰影の周囲の散布性陰影があたかも地球の周りをまわる月のようなとき，いいます（下図）．daughter nodules 娘結節もほぼ同じ意味合いだと思います．つまり，メーンの結節からみてその周辺に散布巣がある場合です．経気道感染症を強く疑わせる所見です．

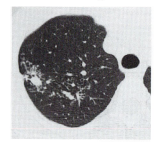
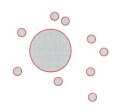

**Next step?** 喀痰検査や気管支鏡検査で診断を確定する．

**Pitfall!** 非特異的な所見であることに注意．

# 第6話
# geographic GGO pattern
# 地図状分布（地図状パターン）

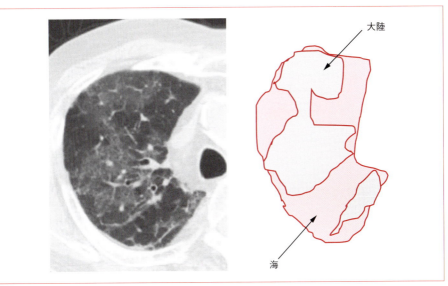

図1　胸部CT所見

## 1　胸部CT所見（図1）

- ちょうど地図，特に大陸と海が描いてある地図（地球儀みたいな）のように陰影が分布しているさま．
- 通常は，スリガラス陰影GGOについて言います．

## 2　語　源

- geographic GGO pattern あるいは geographic pattern：geographic は地理学の，地勢学の，という意味．ただ，「地理学の分布」では意味が通りにくいので，「地図状分布」というのです（図2）．

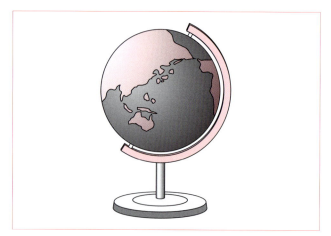

図2　地図状分布

## 3　何を見ているのか？

- スリガラス陰影 GGO を生じる病変と正常部が隣り合って存在する状態.
- その境界が多くは小葉間隔壁を境とするので，明確なために地図のような印象を与えるんですね.

## 4　鑑別診断

- 感染症：ニューモシスチス肺炎，サイトメガロウイルス肺炎，マイコプラズマ肺炎，ウイルス性肺炎（インフルエンザウイルス，SARS，MERS その他）
- 薬剤性肺障害：必ず徹底的に問診（漢方やサプリなども忘れずに）
- 間質性肺疾患：過敏性肺炎，びまん性肺胞出血，肺血管炎，細気管支肺胞上皮癌，リンパ腫など．特発性肺線維症では unlikely な所見です.

## 周辺類語

### mosaic attenuation モザイクパターン

モザイクとは，小片を組み合わせて，絵や模様を作る手法やその作品をいいます．ですから，ちょうどパッチワークのようなものを思い浮かべるとよいでしょう（右図）．濃淡の異なる陰影が隣接しているさまですが，3つの原因を考えます．

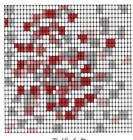

モザイク

①気道病変：末梢気道病変による換気不均等により，low attenuation regions が生じるために見られます．気管支拡張症，閉塞性細気管支炎，気管支喘息など．

②血管閉塞性疾患：乏血部が low attenuation になり異常です．慢性肺血栓塞栓症など．

③びまん性肺疾患：地図状分布と同様に high attenuation 部が異常です．

基本的には非特異的所見ですが，ある程度鑑別の絞りに有用です．

(Kligerman SJ, et al. Mosaic attenuation：etiology, methods of differentiation, and pitfalls. Radiographics 2015 Aug 14：140308)

# 第7話

# GGO
## 〜スリガラス？ すりガラス？〜

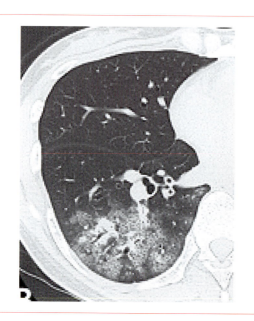

図1 マイコプラズマ肺炎のスリガラス陰影

## 1 胸部CT所見（図1）

- ここでは限局したスリガラス陰影について考えます．

## 2 語源

- 本論に入る前に，スリガラスでいいですか？ それともすりガラス？ ちなみに，日本医学会 医学用語辞典（一般公開されています．http://jams.med.or.jp/dic/mdic.html から入り登録のうえご利用ください）では「スリガラス様陰影」と，すべてカタカナです．
- この表現は英語を見ればわかるとおり（GGO：ground glass opacity, ground glass attenuation, ground glass appearance），昔々の曇りガラスの作り方からきています．つまり，本来透明な glass ガラスを grinder で研磨して，表

図2 GGOのイメージ

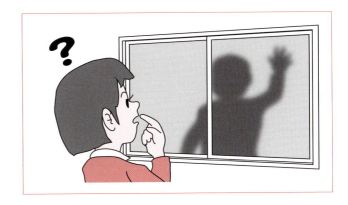

面を乱反射するようにして，向こうが透けないようにするわけです．つまり，grindの過去分詞groundであって，野球のgroundではないんですね．ということは，本来は擦りガラス，つまり「すりガラス」なんでしょう．日本呼吸器学会用語集も今は「スリガラス」です．ちなみにウィキペディアをはじめとして一般的には「すりガラス」が使われていますが……はい，気分を変えて．

## 3 定義

- 胸部CTで肺野濃度の上昇がみられる，つまり白っぽいとき，ある程度以上濃ければ，コンソリデーション（第2章第3話）．それほどでなければ「スリガラス陰影」．でも，同じ陰影を見ても，A君が「これはコンソリデーション」，B君は「いやいや僕はスリガラス陰影」といったらどうしましょう．そう誰でもいつでも判定できる基準が必要ですね．
- 休日に街を歩いていると床屋さんがありました．「そういえばそろそろ髪を刈っておこうかな，でも混んでいるかな？ スリガラスのむこうには誰か待っているようだなあ」そうむこうにお客さんはいるが，それが綾小路きみまろかそれとも俳優の綾野剛か……わからない状況です（図2）．そして，中で待っているお客に相当するのが，「血管」です．つまり，陰影の中に血管がかろうじてでも見えれば「スリガラス陰影」，見えなければ「コンソリデーション」です（図1）．
- ちなみにconsolidationの訳語については第2章第3話を参照．

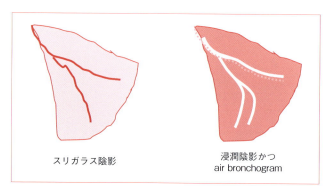

図3 シェーマ

スリガラス陰影　　浸潤陰影かつ air bronchogram

《チェックポイント》
● 気管支透亮像 air bronchogram があるかどうかをチェック
　➡ もしあれば，むしろ浸潤陰影 consolidation というべきかも（図3）．
《診断的意義》
● スリガラス陰影は肺胞領域や間質の細胞浸潤を見ていると思われます．

### 4　鑑別診断

● したがって，肺胞から間質のどこの病変でもありうるのです．
● **限局性の場合**：さまざまな原因の気管支肺炎．気管支の炎症を反映して気道壁の肥厚がおきますが，さらに気管支血管束周囲に斑状のスリガラス陰影とその融合像がみられます．特に非定型肺炎といわれるマイコプラズマ肺炎，ウイルス肺炎など
● **結節性の場合**：腺癌の鑑別となるので別項参照
● **びまん性の場合**：間質性肺炎の鑑別となるので別項参照

**Pitfall!** マイコプラズマ肺炎やウイルス肺炎と，細菌性肺炎は鑑別可能か？：前者では有意に小葉中心性粒状影を高頻度で認め，ウイルス肺炎では consolidation が認められなかったとされています（Reittner P, et al. Eur Radiol 2003；13：515-521）．一方，クラミドフィラ肺炎は，画像による肺炎球菌肺炎との鑑別は困難と報告されています（Nambu A, et al. Radiology 2006；238：330-338）．

# 第8話
# halo sign, reversed halo

図1 器質化肺炎の1例
空洞を伴う結節陰影の周囲にGGO.

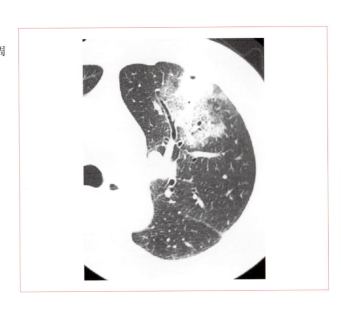

## 1　胸部CT所見（図1）

- 定義：浸潤陰影の周囲がちょうど後光が差すようにより淡いスリガラス陰影で囲まれているさまを示します．
- haloは後光，つまり天使や仏様の頭の後ろの光のことです（図2）．

## 2　何を見ているのか？

- オリジナルには肺梗塞の病巣を肺胞出血が囲んでいると考えられています．

## 3　主な疾患と鑑別

①アスペルギルス症：免疫低下状態，特に好中球減少が持続する場合は，真っ先に侵襲型アスペルギルス症を疑ってください．アスペルギルスは血管親和性があり，中心の病巣が出血性梗塞，周囲のhaloは出血を反映しています．

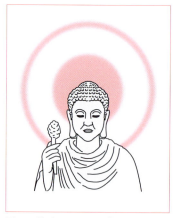

図2　後光のイメージ

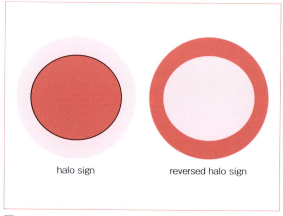

図3　halo sign と reversed halo sign

②そのほかの真菌症：ムコール症，コクシドイドマイコーシス症，クリプトコックス症，カンジダ症
③抗酸菌症：肺結核および非結核性抗酸菌症．特に小葉中心性の粒状陰影のあるときなど
④敗血症性塞栓 septic embolism
⑤リケッチア症
⑥ウイルス肺炎：単純ヘルペス，帯状疱疹ウイルス，サイトメガロウイルス，ミクソウイルス
⑦腫瘍性疾患：特に腺癌（かつて bronchioalveolar carcinoma 肺胞上皮癌といわれたもの），カポジ肉腫，肺リンパ腫，転移性肺癌
⑧そのほかの非感染性炎症性疾患：
- 肉芽腫性壊死性血管炎
- 好酸球性肺炎
- 器質化肺炎
- 過敏性肺炎
- 薬剤性肺傷害

## 周辺類語

atoll sign 環状サンゴ島，環礁ともいいます（下図）．つまり，halo sign の逆で，中心部がスリガラス陰影で周辺部が濃い陰影の状況です．中心部のスリガラス部分は肺胞性の炎症を，辺縁部のコンソリデーション部は肉芽腫性病変を見ていると推定されます．

鑑別診断：かつては特発性器質化肺炎に特徴的とされましたが（ただし陽性例は全体の1/5）(Bancroft LW, et al. AJR Am J Roentgenol 2003；180(5)：1251-1254)，他の疾患でも報告されています．

真菌症，肉芽腫性壊死性血管炎，サルコイドーシス，ニューモシスチス肺炎，結核症，などなど．

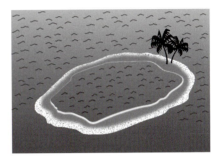

atoll sign

**Next step▶** halo sign の場合はまず臨床経過，特に免疫低下状態を確認できたら，時を移さず診断治療を開始．

**Pitfall** 比較的特異性が高い所見とはいうものの，非典型的なものはさまざまな病変で認めることに注意．

## 第9話

# honeycombing 蜂巣肺，蜂窩肺

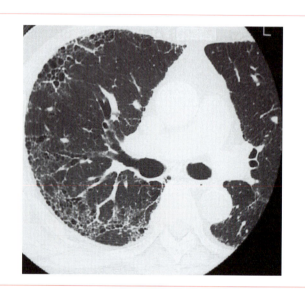

図1　胸部CT所見

### 1　胸部CT所見（図1）

- 1つ2つあっても蜂巣肺とはいいません．では，どのくらいか？　アンケート調査では，5個以上という人が多かったそうで．わたしは，10個以上，隣接して存在するとき．大きさは基本的には数mmから1cm大で比較的大きさもそろっているもの．壁は"それなりに"しっかり厚い（図2）．
- 典型的蜂巣肺とは，多くの診断医が一致して蜂巣肺と判断する例（典型的蜂巣肺）としますと，次のような特徴があります．両肺末梢側優位に胸膜下に帯状に分布する，3〜10mm径でやや壁の厚い（1〜3mm）囊胞の集合がみられ，囊胞は相互に壁を共有している（酒井　文和ほか．蜂巣肺CT診断図譜：蜂巣肺CT診断の一致度に関する調査結果から．日呼吸誌 2012；1（7）：537）．
- 文字どおり蜂の巣のような所見．でも実際の蜂の巣を見たことがない方もいるのでは．一般的にはミツバチの巣を思い浮かべればいいですね（図3）．

第9話 honeycombing 蜂巣肺, 蜂窩肺

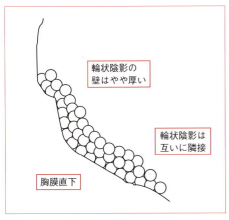

図2 シェーマ

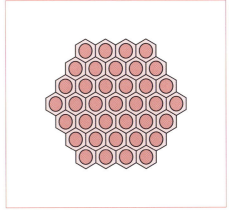

図3 ミツバチの巣のイメージ

## 2 何を見ているのか？

● 組織学的には終末細気管支以下末梢の気管支の拡張と破壊.

### 周辺類語

**microcystic honeycombing**

一般的に honeycombing といわれる輪状陰影よりも径の小さな（報告者によるが3～4mm以下）ものをいうことが多い．胸膜直下の分布は同様で特に非特異性間質性肺炎（NSIP）での記述がされています．

(Mueller-Mang C, Grosse C, Schmid K et al. What every radiologist should know about idiopathic interstitial pneumonias. Radiographics 2007；27(3)：595-615)

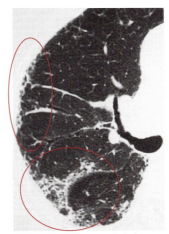

fibrotic NSIP でみられた microcystic honeycombing

# 第10話 signet ring sign

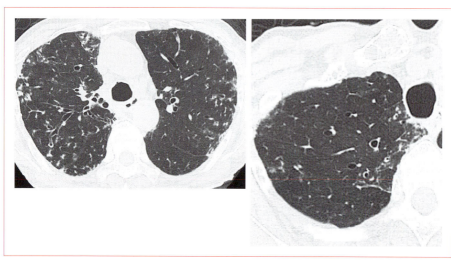

図1 胸部 CT 所見

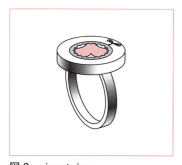

図2 signet ring

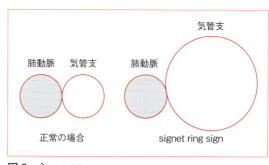

図3 シェーマ

## 1　胸部 CT 所見（図1）

- signet ring とは印章［紋章］つきの指輪のこと（図2）．昔の人が大切な書類や手紙に溶かした蝋を垂らした後そこに押し付けて印章をするためのもの．
- この場合，印章の部分は肺動脈，指をはめるところが気管支ですね．

第 10 話　signet ring sign

## 2　何を見ているのか？

● 胸部 CT で気管支の輪切り像は正常では肺動脈とほぼ同じ直径ですが（図
　3），気管支拡張症ではそれがより大きくなって，著明になるとちょうどこ
　の指輪のようになります．

《診断的意義》

● ズバリ「気管支拡張症」を示します．

● 気管支が非可逆的な拡張をきたした状態です．先天性のものと慢性ないし繰
　り返す気管支感染症により気管支が拡張する場合が想定されます．

● 後天性の原因として，

　①**原発性繊毛機能不全症**：気管支繊毛運動の機能異常により気道感染を繰り
　　返して気管支拡張症が出現します．副鼻腔炎を高率に合併します．

　②**幼少時期の呼吸器感染症**：気管支の成長は生後も続くので幼少期に障害を
　　受けると感染を繰り返し，気管支拡張症が起こりえます．

● **二次性の発症**：肺結核，びまん性汎細気管支炎，囊胞線維症，肺化膿症，塵
　肺などの呼吸器疾患に引き続き発症するものです．アレルギー性気管支肺ア
　スペルギルス症では中枢側だけの気管支拡張 central bronchiectasis が有名
　です．また，最近の気管支拡張症の原因としては非結核性抗酸菌症が重要で
　す．図 1 の症例もそうです．

# 第11話
# subpleural line

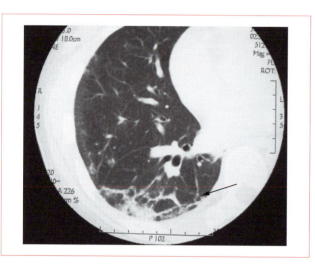

図1　皮膚筋炎の間質性肺炎でみられた subpleural line

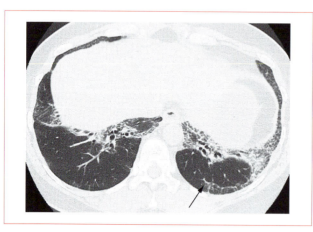

図2　アスベスト肺

## 1　胸部 CT 所見（図1, 2）

- 胸膜の近傍に胸膜に並行してみられる線状陰影（血管ではなく，葉間でもない線状の陰影）を指します．
- 胸膜から1cm未満の距離にあることが多いです．

第11話　subpleural line

- 幅は1～3mmくらいで明瞭な陰影.
- 平行に走る線状陰影のことも，胸膜面に沿う曲線のこともあり subpleural curvilinear shadow ともいいます（Akira M, et al. Radiology 1990；176（2）：389-394）.

## 2　何を見ているのか？

- 正常でも仰臥位の下肺野胸膜面に沿った陰影がありえます．腹臥位で消失する場合は限局性の無気肺です．肥満者や臥位をとることの多い人でみられやすいです．この場合は，それ以外には陰影がないことが一般的です.
- 肺水腫による間質の肥厚.
- 間質性肺炎・肺線維症による間質の肥厚：アスベスト肺疾患などの各種の肺線維症.
- 下葉に多くみられます.

## 3　主な疾患と鑑別

- 正常者での重力によるものを除けば，肺水腫や間質性肺炎．通常は，そのほかの所見が認められます.
- 元来はアスベスト肺で記載されましたが，現在では非特異的所見と考えられます.

**Next step?** 鑑別のための検査を.

**Pitfall!** あくまで臨床経過や他の所見から鑑別を.

第2章　所見編

知ってそうで知らないCT所見

# 第12話
# traction bronchiectasis
# 牽引性気管支拡張

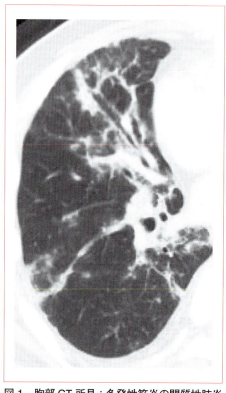

図1 胸部CT所見：多発性筋炎の間質性肺炎

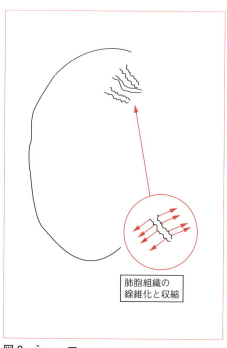

図2 シェーマ

## 1 胸部CT所見（図1）

- 末梢気管支の拡張ではありますが，普通のbronchiectasisとどう違うか？ シェーマにあるように線維化して収縮した肺胞組織によって，そこを走行する気管支の壁が外側に引っ張られ『牽引され（traction）』，結果として気管支内腔が拡張するというわけです．ですから，しばしば，図2にあるようなscrewのような形をしています．

第12話　traction bronchiectasis 牽引性気管支拡張

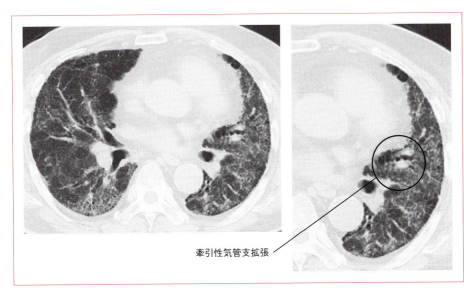

牽引性気管支拡張

図3　NSIP

## 2　何を見ているのか？

● 線維性変化に接した気管支の拡張．

## 3　主な疾患と鑑別

● このサインがあるということは，気管支周囲の組織が線維性に収縮していること強く示唆します．特発性肺線維症のHRCT所見の中で，honeycombingより予後と相関するというデータがあります(Sumikawa H, et al. Am J Respir Crit Care Med 2008；177(4)：433-439)．

ということで，

● 慢性経過で進行する肺線維症は特発性肺線維症が代表ですが，膠原病に伴うもの(図1)，非特異性間質性肺炎(NSIP)(図3)，特に線維性．器質化肺炎でも認めます．

● 急性呼吸促迫症候群(ARDS)ではどうか．あるいは急性間質性肺炎や特発性肺線維症の急性増悪時は？ ARDS発症から7日以内のHRCTで，生存例では54％に，死亡例では78％に認めたとの報告があります(Ichikado K, et al. Radiology 2006；238(1)：321-329)．

# 第13話

# tree in bud

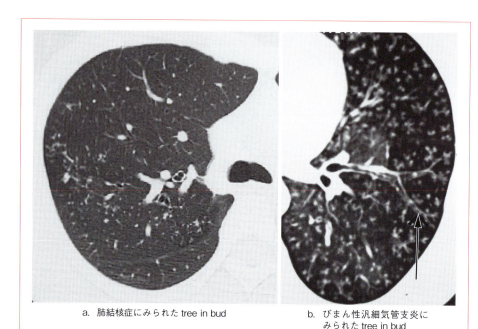

a. 肺結核症にみられた tree in bud
b. びまん性汎細気管支炎にみられた tree in bud

図1 胸部CT所見

## 1 胸部CT所見（図1）

- bud とはつぼみ，つまりつぼみのついた木の枝のようだということ．
- 枝はすなわち気管支ですね，つぼみは気道およびその周囲の病変を示しています（図2）．

## 2 何を見ているのか？

- tree in bud つまり木の枝の芽吹きの状態（図3）．いうまでもなく枝が気管支でその先につぼみが……，ではなく，画像上見ているのは，「肺動脈の先につぼみがつくように病変あり」です．
- したがって，実際は小葉中心性の病変を示します．経気道的に進展する疾患が多いわけです．

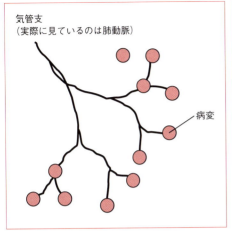 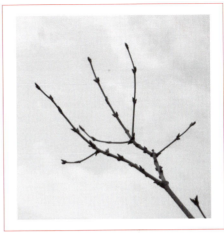

図2 シェーマ　　　　　　　　　図3 tree in bud（近所の樹木）

## 3 主な疾患と鑑別

①限局性
- 肺結核の気道進展
- 非結核性抗酸菌症
- 細気管支炎
    ウイルス性：RSウイルス感染症など
    真菌性：アスペルギルス性気管支炎

②びまん性
- びまん性汎細気管支炎
- 濾胞性細気管支炎
- 閉塞性細気管支炎
- 好酸球性細気管支炎
- 膠原病性：関節リウマチ，シェーグレン症候群
- 嚢胞線維症
- 繊毛運動不全

③細動脈性病変

たまに肺動脈に一致した病変の広がりのこともあります．リンパ腫；特にintravascular lymphoma などや細気管支肺胞上皮癌などでもあります．

## 第14話

# centrilobular, perilobular, panlobular distribution 小葉中心性，小葉辺縁性，汎小葉性分布

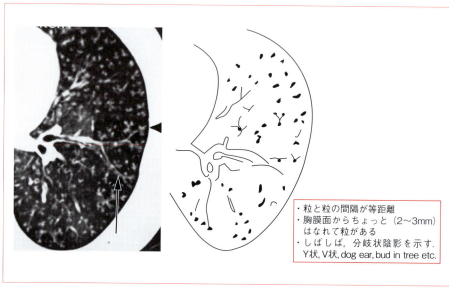

- 粒と粒の間隔が等距離
- 胸膜面からちょっと（2〜3mm）はなれて粒がある
- しばしば，分岐状陰影を示す．Y状，V状，dog ear, bud in tree etc.

図1　小葉中心性分布：びまん性汎細気管支炎の1例

## 1　小葉（正確には二次小葉 secondary lobule）とは何か？

- それは，病変の広がりの単位です！！
  ➡ これを理解することで，今見ている病変の成り立ちが推定でき，したがって鑑別診断ができるようになります（より詳しく知りたい人はコラムへ）．
- 小葉（正確には二次小葉 secondary lobule）の基本的な構造（図2）
  ➡ 1つの小葉は，だいたい1〜2cmの立体です．
- 中心を走るのは肺細動脈と伴走する細気管支であり，小葉と小葉の境界（小葉間隔壁）を走るのが肺細静脈とリンパ管です．
- ただし，正常時にはこれらがすべて見えるとは限りません．
- とてもだいじな考え方なので，ややしつこく，かつ小葉中心性，小葉辺縁性，汎小葉性分布をまとめて説明します．

図2 小葉（二次小葉）：肺の基本構造

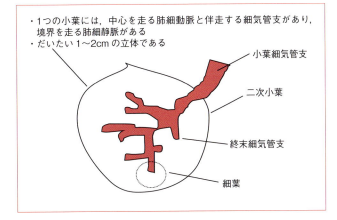

図3 小葉構造に注目した病変分布

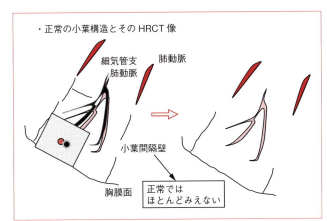

## 2　HRCTでの小葉の見え方

- HRCTでは**図3**のシェーマの左側のような構造が，正常時には右側のようにみえます．つまり小葉間隔壁は薄いのでほとんど見えません．
- 要は，基本的な構造はこうなっていると頭の中で理解しておいて，**図1**のような陰影を見たら，「小葉構造のどこに病変があるんだろう？」と考えてみることが大切なんですね．

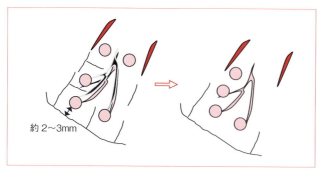

図4　小葉中心性の分布

## 3 小葉中心性分布 centrilobular distribution（図4）

- 粒粒があるな，と思ったらつぎの3点に注意しましょう．つまり，
  ①粒と粒の間隔が等距離かどうか
  ②胸膜面からちょっと（2〜3mm）はなれて粒があるかどうか
  ③しばしば，分岐状陰影を示す（Y状，V状，dog ear, bud in tree などなど）かどうか
- もしこうした所見があれば**小葉中心性分布 centrilobular distribution** です．
- 小葉中心性の病変分布は，**基本的には経気道性**におこる病変と考えられるので，
  ①びまん性汎細気管支炎
  ②さまざまな細気管支炎：リウマチ，シェーグレン症候群，ガス吸入
  ③結核・非結核性抗酸菌症の経気道性の散布
  ④過敏性肺炎
  などを考えます．
- 小葉中心性病変をもう1例（**図5**）．
- このように一見スリガラス陰影であっても，よくよく見ると小葉中心性分布であることがわかります．

## 4 小葉辺縁性病変 perilobular distribution（図6）

- 小葉のヘリの部分に病変が強いときにいいます．
- **図6**は特発性肺線維症 idiopathic pulmonary fibrosis（IPF/UIP）でみられた末梢部の線状陰影ですが，小葉のヘリがよくみえますね．

第14話 小葉中心性，小葉辺縁性，汎小葉性分布

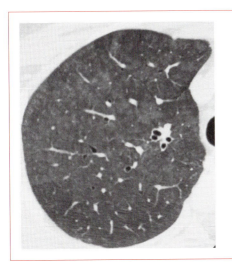
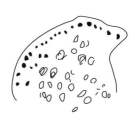

- 一見，スリガラス状陰影
- しかし，よくみると，境界が不鮮明な淡い粒状陰影
- 等距離に分布している

図5 小葉中心性分布：過敏性肺炎

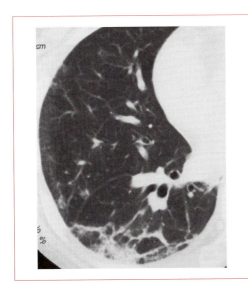
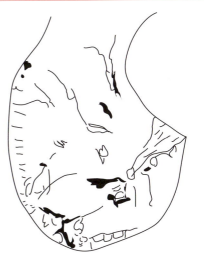

図6 小葉辺縁性の病変分布：特発性肺線維症

● 小葉辺縁性分布は，特発性肺線維症 IPF（UIP）のほか，癌の血行性散布，ベリリウム肺などでみられます．

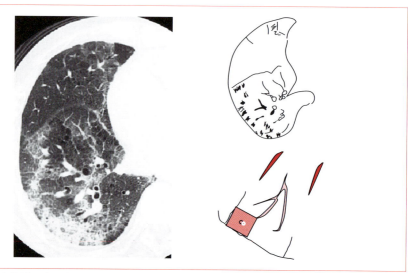

図7　汎小葉性分布：薬剤性肺障害（メトトレキサート）

## 5　汎小葉性分布 panlobular distribution（図7）

- 小葉単位で見て，小葉全体が侵される場合です．
- 閉塞性細気管支炎 bronchiolitis obliterans（BO），過敏性肺炎，肺胞蛋白症，好酸球性肺炎，薬剤性肺障害などでみられます．
- 図7はメトトレキサートによる薬剤性肺障害でした．

## 6　小葉間隔壁の肥厚（図8）

- 小葉間の壁がよく見える所見です．
- ここを走っているのは，肺細静脈とリンパ管でした．
- したがって，
  ①僧帽弁狭窄をはじめとするうっ血性心不全（胸部単純レントゲンでは Kerley's B line など）
  ②veno-occlusive disease
  ③癌性リンパ管症
  ④サルコイドーシス
  ⑤急性好酸球性肺炎（図8）
  ⑥IgG4関連肺疾患

第14話　小葉中心性，小葉辺縁性，汎小葉性分布

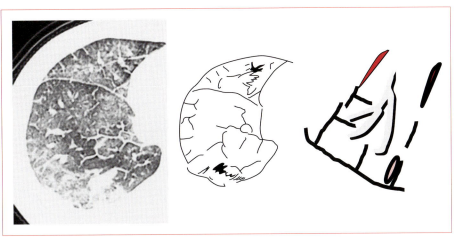

図8　小葉間隔壁の肥厚：急性好酸球性肺炎

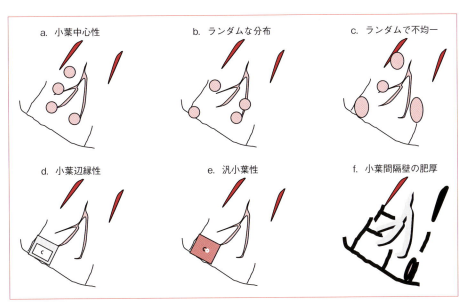

図9　病変分布のさまざまな形式

## 7　まとめ

● ランダムな分布を含めて図9に列記します．

## 小葉，二次小葉，細葉？

- 肺の末梢構造については，いろいろな似た言葉があって，混乱しますよね．その1つの理由は，Miller，Reidという両氏によるそれぞれの定義がある点です．
- 胸部CTで特に有用なのはMillerの定義です．Millerによる肺小葉は，小葉間隔壁により囲まれた肺の構造で，二次小葉 secondary lobulusともよばれます．不規則な多面体を示し，大きさは1.0〜2.5cm程度です．1つの小葉（二次小葉）は3〜24個の細葉 acinus（一次小葉）（終末細気管支より末梢の構造）からなっています．小葉の中心部を細気管支と肺動脈が，辺縁部を肺静脈とリンパ管が走行します．
- Reidの二次小葉は，気管支造影像をもとに1〜2mmごとに分岐する3〜5個の終末細気管支の支配領域を指しており，大きさは約10mmと均一です．

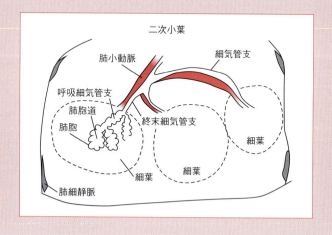

# 第15話
# random distribution
# ランダムな分布

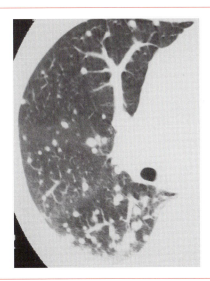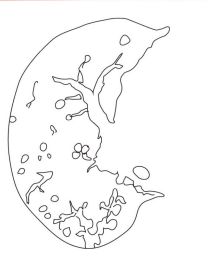

図1　ランダムな分布：大腸癌の血行性転移

## 1　胸部CT所見（図1）

- 文字どおりランダム，つまり小葉構造からみて規則性がない，というパターンです（図2）．左側が解剖的な分布で，右側がHRCTでの見え方です．
  - 粒や結節陰影がお互いに不規則な距離間隔
  - 胸膜直下にもある
  - 葉間胸膜にもある
  - 気管支血管束の辺縁が不整

といった特徴を捉えましょう．

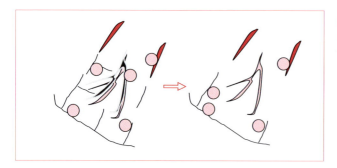

図2 小葉と一定の関係のない病変分布（不規則な分布，ランダムな分布）

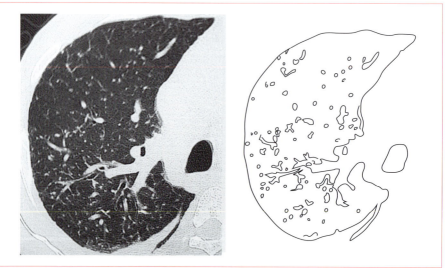

図3 ランダムな分布：結核の血行性散布（粟粒結核症）

### 2 何を見ているのか？

- ランダムな分布は，血行性の散布性病変を示唆します（Boitsios G, Bankier AA, Eisenberg RL. Am J Roentgenol 2010；194(5)：W354-366）.

### 3 主な疾患と鑑別

- 1つひとつの粒や結節のサイズにも注目！
  - 大きさが不均一：癌の血行性転移が最も考えられます．
  - 大きさが比較的均一：肉芽腫性病変，たとえば結核などの抗酸菌や真菌症

第 15 話　random distribution ランダムな分布

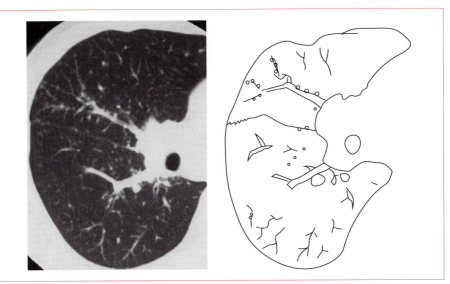

図4　ランダムな分布：肺サルコイドーシス：胸膜直下や血管束にも接している

図5　粟粒性の転移

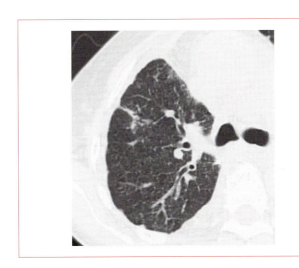

（ヒストプラズマ症など）さらにサルコイドーシスを疑います．図3は，粟粒結核（結核症の血行性散布）の症例です．粒がお互いに不規則な距離間隔で，胸膜直下にもあるのがわかるでしょう．粟粒とは穀物の一種である粟（あわ）のように細かい，ということです．図4は肺サルコイドーシスの結節性陰影です．甲状腺癌など粟粒性の転移にも要注意（図5）．

## 第3章 実地編

# 主要所見から見た
# 鑑別の道筋

## プロローグ

### これは？ 問診なしでは全くわかりませんよ！

診断名が合うかどうかは重要ではありません.
要は自分で所見を掬い上げられたかですよ……
1年間の当科の入院実績では, 患者総数 1,181 名（再入院, 併診患者含む）のうち,
- 肺癌, 悪性疾患 792 例
- 肺炎, 気管支炎, 膿胸, 結核 159 例
- 間質性肺炎, 肺線維症 120 例
- 気管支喘息 16 例
- COPD, 肺結核後遺症 23 例
- 気胸 17 例

といったところです. 外来も入れますと, 喘息, COPD, 両者の併存（ACOS）, 非結核性抗酸菌症, 膠原病性間質性肺炎などの膠原病関連病態がぐっと多くなり, 印象で言うと, 薬剤性肺炎, 好酸球性肺炎, ABPA などの真菌関連疾患などが二桁, 過敏性肺炎, 肺血管炎などは一桁でしょうか. 救急外来では肺血栓塞栓症が加わりますね. というわけで, 以下は主要疾患は網羅して, さらに特徴的な疾患はなるべく取り上げる, というスタンスで 15 例をピックアップしました. ですから通常遭遇する呼吸器疾患の 8〜9 割は経験できると思われます.
では, レッツゴー！

# 第1話 孤立性陰影

65歳　男性．検診発見．胸部単純レントゲンでみぎ下肺野やや外側に円形陰影が認められます．境界はやや不鮮明で，大きさは30mmでした．

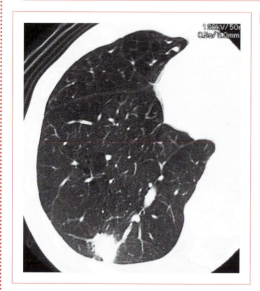

図1　胸部CT肺野条件

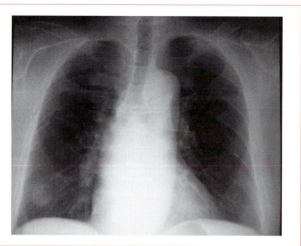

図2　胸部単純レントゲン

第1話　孤立性陰影

## 1　画像所見のポイント（図1, 2）

1. 孤立性結節 solitary pulmonary nodule（SPN）

　➡全肺野を見てひとつだけの結節のことで，以下の条件を満たすもの．

　①最大径 30 mm 以下

　②肺実質に完全に取り囲まれている

　③リンパ節腫大，胸水，無気肺などはない

　ちなみに，30 mm を超えると腫瘤 tumor ということが多いです．

2. ここでポイントとなるのは

　➡あたりまえですが悪性かそれとも良性か，ということです．

● この点で 2007 年の ACCP ガイドライン（Wahidi MM, et al. Chest, 2007；132（3 Suppl）：94S-107S）からみてみましょう．

● そのサマリーは，

　①結節の発見頻度は検査対象によってさまざまであること（8〜51％）

　②そのうちの悪性の確率もきわめていろいろであること（1.1〜12％）

　③大きさは悪性の重要な因子であること（5 mm 未満では 0〜1％，5〜10 mm では 6〜28％，20 mm 以上では 64〜82％）

　④境界がスムーズな場合の悪性確率は 20〜30％であり，一方不規則，分葉，または棘形成がある場合は悪性の確率が高くなるが，その割合は報告で異なる（33〜100％）

　⑤全体がスリガラス陰影の場合は悪性の可能性が高く（59〜73％），充実性陰影では比較的低い（7〜9％）

　したがって，以下のチェックでもこれらに注目していく必要があります．

## 2　まとめと鑑別

● みぎ下葉背側，胸膜に接して径 28 mm×23 mm の結節性陰影．境界は不規則で棘形成を認め，また周囲血管の引き込み像あり（図3）．

● 原発性肺癌（鑑別：良性結節：結核腫，クリプトコックス症などの真菌症，肺放線菌症，ノカルジア症，器質化肺炎，肺原発リンパ腫，肺良性腫瘍など）

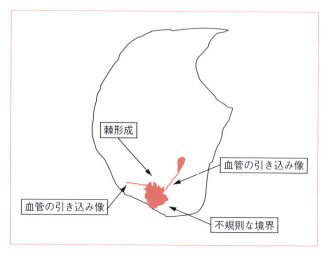

図3　シェーマ

## 最終診断　肺原発性肺癌（肺腺癌）

### 3　疾患の解説：肺原発性肺癌（肺腺癌）

1. 孤立性陰影でチェックするべきポイントとは？

- 2013年の1,871名7,008結節と1,090名5,021結節を対象とした低線量CTにおける成績（Mc Williams, et al. N Engl J Med 2013；369(10)：910-919）をみても，悪性を示唆する所見は，高年齢，女性，肺癌の家族歴，肺気腫，結節の大きさ，上葉，一部充実性の結節，結節の数が少ないこと，および棘形成所見でした．
- 順番に記述していきましょう．

    ①まずは場所
    ➡肺葉さらには区域を決めるためには上下のスライスをみていく必要があります（第1章第3話）．さらに，二次小葉からみると，原発性肺癌は小葉の辺縁部，あるいは隣り合った小葉の境界部にできやすく，したがって区域と区域の境界部に発生しやすい特徴があります．

    ②大きさは役立つ？
    ➡答えはyes！大きいほど悪性の可能性が高くなります．径3cmまでを，つまり肺癌ステージでいうT1までを結節ということが一般的ですが，こ

図4　さまざまな石灰化パターンと良性悪性の推測

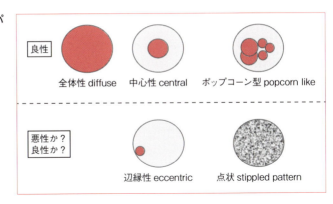

のサイズを超えて良性である確率は5％未満との報告があります（Lillington GA. Dis Mon 1991；37（5）：271-318）．

③石灰化 calcification があるか？

➡石灰化があれば良性ですか？　はい．ただそのパターンがだいじです．図4の上段なら安心ですが，それ以外の場合は油断は禁物です．

④濃度

➡つまり濃い陰影（solid 充実性）かそれともスリガラス陰影（ground-glass opacity, GGO）かということですね．さらには濃度が均一かどうか，つまりたとえばスリガラス陰影に中に一部は濃い部分があるかということも問題です．この詳細は④鑑別診断参照．

⑤内部構造

➡空洞がある場合は壁の厚さやその均一性に注意します．壁が厚く，厚さが不規則なら扁平上皮癌などを疑います．しかし壁は薄く均一でも扁平上皮癌，特に頭頸部癌の転移のこともあります．air bronchogram の存在は，分化型腺癌や悪性リンパ腫で見られる一方で，限局性器質化肺炎でも見られます．

⑥辺縁の性状は？

➡これも重要ですね．不規則な境界 irregular boarder，棘形成 spicula formation，あるいは分葉 lobulation，いずれもより悪性を示唆します．

⑦周辺組織との関係

➡少し慣れが必要ですが，近傍を通る血管が引き込まれるように走行した

り，胸膜がやはり引き込まれるような所見：胸膜陥入像 pleural indentation も悪性，特に分化型腺癌で見られる所見です（**図3**）．なお，散布巣（衛星病変 sattelite nodule，娘結節）を見たら良性（経気道感染症など）が多いが，経気道転移もまれにありえます．

### ⑧大きくなるスピードは？

➡これは過去との比較（前比）の意義や将来への経過観察と関連してきます．この点について，腫瘍の体積が2倍になるまでの期間（これを volumetric doubling time といいます．径が26％増大＝2倍の体積です）は悪性では20日以上400日未満とされています．しかし，最近のデータを見ると（Wilson DO, et al. Am J Respir Crit Care Med 2012：185(1)：85-89），doubling time＞365日の群の87％は腺癌でした．通常は2年経過を見て変化なければ良性と判断しますが，例外はあるということ，かつての肺胞上皮癌などでありえますので要注意です．

## 4　鑑別診断

●以前の画像との比較ができれば上記のとおりですが，今回はじめて指摘され，しかも通常の気管支鏡検査では確定できない小型孤立性陰影の場合はどうすればよいでしょう？

●これについては日本CT検診学会から「肺がんCT検診ガイドライン」が公表されています．また同学会から海外のデータを踏まえた「低線量CTによる肺がん検診の肺結節の判定基準と経過観察の考え方第3版」（和文）も公開されており，自由にダウンロードできます．

●そのサマリをご紹介すると，

### ①充実性結節の場合

➡1ヵ月後の thin-slice CT でも残存していて＞10mm の場合はCTガイド下生検などで確定診断を試みます．＜10mm の場合は，2ヵ月後に再検して不変な限りは，3，6，12ヵ月後と繰り返して24ヵ月後も不変なら低線量CT検診に戻ります．

### ②スリガラス結節の場合

➡＞15mm なら確定診断を試みます（**図5**）．＜15mm で充実性の部分が＞5mm なら確定診断を試みます．＜15mm で充実性部分が＜5mm なら3，

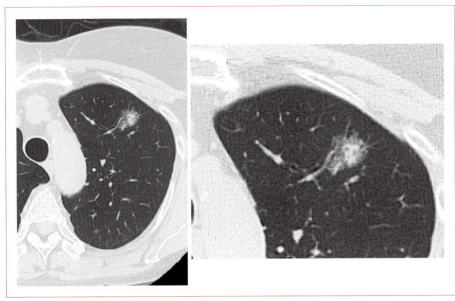

図5 限局性スリガラス陰影

 9，12ヵ月後に再検査を行い，その後も定期検査を続行します．
- そのほかのオプション：PET-CT が最有力ですね．ではその有用性は？ 前述の2007年の ACCP ガイドラインでは感度は良好ですが(80～100％)，特異度はさまざまに報告されています(40～100％)．最近のレトロスペクティブな検討では(Sim YT, et al. Lung 2013；191(6)：625-632)，641例のPET-CT 施行例の病理学的確定症例ではSUVmax のカットオフ値を2.5とした場合，感度は86.7％でしたが特異度は50％で，SUVmax＜2.5でも62％の可能性で悪性との結果でした．
- 造影下のダイナミック CT は結節陰影の増強効果 enhancement は感度特異度ともに有望とされます(感度, 98～100％；特異度, 54～93％)．
- CT ガイド下肺生検は約20％で診断的結果が得られないのが問題ですが，それが得られると感度特異度ともに優れています．最近の報告では(Yang W, et al. PLoS One 2015；10(6)：e0131373)，311例の施行例で正診率92.9％，感度95.3％，特異度95.7％でした．

### 鑑別診断

原発性肺癌のほかには
- 転移性肺癌：もちろん単発もあります．原発性肺癌と鑑別が難しいといわれるのが膵癌ですね．また大腸癌などの単発の腫瘤陰影は砲弾 cannon ball などと呼ばれます．
- 良性結節：結核腫，クリプトコックス症などの真菌症，肺放線菌症，ノカルジア症，器質化肺炎，肺原発リンパ腫，肺良性腫瘍など）→第3章第2話「孤立性結節陰影」以降を参照．

## 胸部CT検診は有効か？

- アメリカ国立がん研究所で喫煙歴を有する成人約 53,000 人を対象とした低線量胸部CT検診の有効性に関するランダム化比較試験が実施されました (National Lung Screening Trial Research Team. Reduced lung-cancer mortality with low-dose computed tomographic screening. N Engl J Med 2011; 365 (5): 395-409). それによるとCT検診群は対照群（胸部レントゲン検診）に比べて肺癌死亡率が20％減少し，全死因死亡率が7％減少し，いずれも統計学的に有意な差でした．これを受けて日本肺癌学会は＜付記（2014年7月11日）＞を公表し，「NLSTは，肺癌死亡が有意に減少することを示した最初の無作為化比較対照試験であるが，これをもって即座に「対策型検診としてわが国に導入すべきだ」とするのは尚早である．」「したがって，現時点では推奨に変更はない．」としています．一方，日本CT検診学会は2013年7月26日に「日本における低線量CTによる肺がん検診の考え方」を公開しています．今後は利益と非利益，対象の選択，費用対効果などの具体的なポイントについてわが国の実情に即したエビデンス構築が必要でしょう．

# 第2話 孤立性結節陰影

65歳 女性. 関節リウマチ治療中.

図1 胸部単純レントゲン

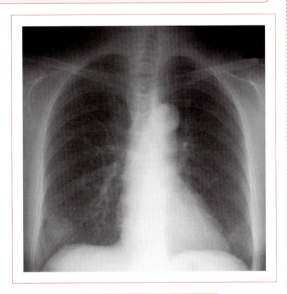

図2 胸部CT

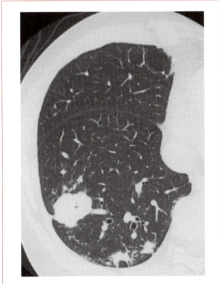

第3章　実地編：主要所見から見た鑑別の道筋

## 1 画像所見のポイント（図1，2）

1. 胸部単純レントゲン（図1）

①みぎ下肺野外側に長径30mmの結節陰影を認めます.

②円形で境界は比較的明瞭です.

③胸水やリンパ節腫大は認めません.

2. 胸部CT（図2）

①みぎ下葉に長径30mmの類円形の結節陰影を認めます.

②境界は鮮明で辺縁はスムーズ（平滑）です.

③内部に小さい空洞を認めます.

④周囲の構造との関係は，周囲の血管の引き込みはなく，胸膜は軽度の引き込みがあります.

⑤背側に2ヵ所より小さい結節があります.

## 2 まとめと鑑別

長径30mm大，境界鮮明，小空洞を伴う辺縁平滑な結節性陰影.

● まず，第一に，原発性肺癌の可能性を考えます. 30mm以上の結節は肺癌の可能性を常に念頭に置く必要があります. 特に，扁平上皮癌ではこのような特徴を示すことがあります.

● 転移性肺癌：大腸癌では単発の転移を示すことがあります.

● 低悪性度腫瘍：カルチノイド.

● 良性肺腫瘍：頻度順では肺過誤腫＞硬化性血管腫

● 感染症：細菌（肺結核，放線菌症，ノカルジア），真菌症（クリプトコックス症，コクシジオイド症，ヒストプラズマ症），寄生虫症（肺吸虫症など）.

**ココがポイント**
- 境界鮮明な結節陰影
- 長径30mm大
- 辺縁平滑，内部に空洞

| 最終診断 | 肺クリプトコックス症 |
|---|---|

## 3 疾患の解説：肺クリプトコックス症

1. 臨床的なポイント

① *Cryptococcus neoformans* によって起きる真菌感染症．ハトなどの鳥類の糞中に含まれる．

②免疫抑制状態のある患者（続発性）における日和見感染と原発性（基礎疾患がない）とがある．

③臨床的には無症状ないし発熱，咳，血痰など．全身性播種，特に髄膜炎に注意．

④気管支洗浄や肺生検でクリプトコックス菌体を証明．血清中抗原価の上昇も参考になりますが偽陰性例もあります．

⑤治療はフルコナゾールを主とする抗真菌薬．

2. 画像診断

①みぎ下葉（75％）が最も多い．

②特に原発性では胸膜直下の多発（37.5％）ないし孤立結節影（25％）．空洞化も半数で認める．

③石灰化がみられない．

④浸潤影もあります．特に免疫低下状態で．まれには粟粒性陰影も．

⑤ PET-CT では肺癌との鑑別は困難といわれます．

### 参考文献

Chang WC, Tzao C, Hsu HH, et al. Pulmonary cryptococcosis：comparison of clinical and radiographic characteristics in immunocompetent and immunocompromised patients. Chest 2006；129（2）：333-340

# 第3話 多発性結節陰影①

65歳　男性．3ヵ月前からの咳．

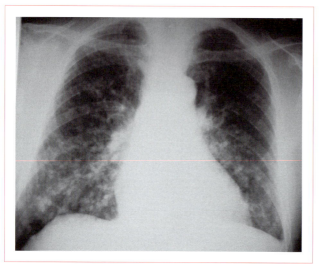

図1　胸部単純レントゲン

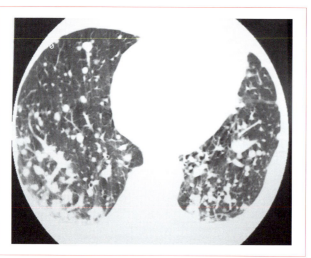

図2　胸部CT

## 1 画像所見のポイント（図1，2）

### 1. 胸部単純レントゲン（図1）

　①まず，大小不同の小結節陰影がたくさんあります．②境界は鮮明で，1個1個がスケッチで描けるように思います．③分布は，両側びまん性で，中下肺野に多い印象です．

### 2. 胸部CT（図2）

　血管陰影との区別に迷うかもしれません．まず，胸膜直下の領域で観察しましょう．

　①そうすると到底血管の輪切りでは説明不可能な円形の結節性陰影が多数存在することがわかりますね．1つひとつが境界鮮明ですからスケッチも楽です．②そしてサイズが大小不同です．③分布をみると，胸膜直下に接しているのもあれば，血管陰影に乗っかっているのもあり，さらに結節と結節の間の距離もバラバラで規則性がありません．こういうのをランダムrandomな分布といいます．

## 2 まとめと鑑別

　境界鮮明で大小不同な小結節陰影がランダムに分布．血行性の散布を疑う所見です．

- まず，第一に，癌の血行性転移．
- まれにある腫瘍として，epithelioid hemangioendothelioma（EHE）of the lungs あるいは pulmonary epithelioid hemangioendothelioma（PEH）類上皮血管内皮腫を覚えておきましょう．かつては intravascular bronchiolo-alveolar tumor（IVBAT）といわれていましたが，現在では電顕的，免疫組織化学的研究により，比較的悪性度の低い血管肉腫と考えられています．両肺野に多発性結節を認め緩徐に進行して呼吸不全に至ることが多いです．
- 敗血症性肺塞栓症 septic pulmonary embolization（SPE）は麻薬常習者（三尖弁位感染性心内膜炎の原因となる），骨盤内血栓性静脈炎，頭頸部領域の化膿性炎症のほか，体内カテーテルや人工デバイス留置で引き起こされます．境界鮮明な結節陰影が多発します．
- 肺真菌症：日常遭遇する肺クリプトコックス症です．比較的小さな境界鮮明な結節陰影で，しばしば多発性です．肺の辺縁部に分布することが多いです．空洞化も40％程度にみます．

| 最終診断 | 転移性肺癌（大腸癌：原発） |

## 3　疾患の解説：転移性肺癌

● 転移性肺癌（非上皮性腫瘍も転移するので転移性肺腫瘍がより正確）について画像診断に有用な事項を中心に述べます.

1.　進展形式からの分類

　①**血行性転移**：最も多い. 70％で多発性の結節性陰影.

　②**リンパ行性転移**：いわゆる癌性リンパ管症. 線状網状陰影とリンパ節腫大が多い. 原発性肺癌のほか胃癌，特に scirrhous cancer 硬癌（印環細胞癌や低分化型腺癌）や乳癌が頻度の多い癌です.

　③**経気道性転移**：まれですが，メラノーマや腎細胞癌が有名.

　④**経胸膜性転移**：癌性胸膜炎の所見.

2.　血行性転移について

　①**頻度の多い原発巣は？** 乳癌，大腸癌，腎癌，子宮癌，頭頸部癌，前立腺癌などなど. また，原発巣から見て肺転移する頻度が高いのは，甲状腺癌，骨肉腫，絨毛癌，精巣腫瘍，特にセミノーマ，悪性黒色腫，Ewing 肉腫など. 逆に頻度の低いのは脳腫瘍などの神経系腫瘍.

　②ただし，**どんな悪性腫瘍も肺転移しうる**ということを忘れずに. 良性とも考えられる髄膜腫の肺転移を今までに3例経験しています.

　③一般には stageⅣで末期進行癌で手術適応なしとなるわけですが，ある種の癌では肺転移があっても，原発巣と肺転移の手術をしたほうが予後のよい場合があります. 腎癌，甲状腺癌，大腸癌などが代表的です. また，甲状腺癌（特に乳頭癌）では多発性肺転移が存在してもほぼ無症状で長期生存もまれならずあります. 腎癌などでは原発巣の摘出だけで肺転移巣が消失することもあります.

　④**臨床症状**：多くは呼吸器症状がなく，原発巣の症状や所見が多いです. もし息切れなどをみるときは，まれですが肺腫瘍塞栓症や肺腫瘍血栓微小血管症を考えます.

3.　画像所見から

　①**孤立性転移**：大腸癌（30～40％），腎癌，精巣癌，乳癌，悪性黒色腫，骨

図3 肺原発腺癌のびまん性微小結節転移

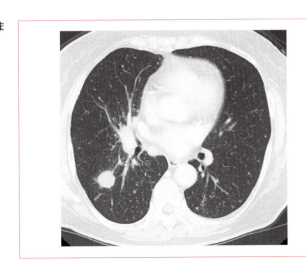

肉腫，膀胱癌，乳癌など．特に巨大で単発性の円形陰影は cannon ball と形容されます．

② **びまん性微小結節転移**：腎癌，甲状腺髄様癌，肺癌，悪性黒色腫，乳癌，骨肉腫，絨毛癌などでみられます（**図3**）．

③ **空洞性転移**：頭頸部癌，子宮頸癌などの扁平上皮癌が多い．そのほか肉腫，大腸癌，膵癌など．特殊なものとして，頭皮血管肉腫の肺転移では高率に薄壁空洞化がみられ，しばしば気胸を併発しますので覚えておきましょう（後藤秀人ほか．日呼吸会誌 2008；46(2)，85-91）．私は今までに3例コンサルトなどで遭遇し，多発性の大きさのそろった薄壁空洞影から，「まれだけどもこういうのは頭皮の血管肉腫があるんだけど……」とつぶやいたら3例ともそうでした！

④ **原発性肺癌に類似の陰影**：肺転移といえば典型的には境界鮮明な多発性円形結節陰影ですが，膵癌，大腸癌，乳癌などで，原発性肺癌と紛らわしい所見を示すこともあります．

⑤ **石灰化転移**：骨肉腫，軟骨肉腫，大腸癌などでみられます．

# 第4話 多発性結節陰影②

55歳 男性. 血痰.

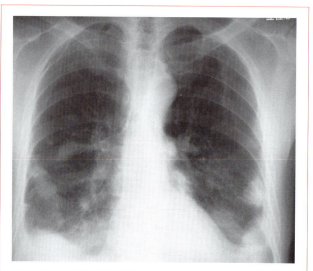

図1 胸部単純レントゲン

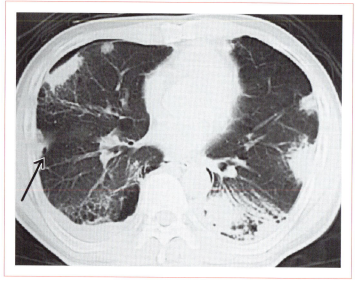

図2 胸部CT

第4話　多発性結節陰影②

## 1 画像所見のポイント（図1，2）

1．胸部単純レントゲン（図1）

両側多発性結節陰影．

2．胸部CT（図2）

両側の末梢肺野に大きさのさまざまな結節陰影を認めます．この場合は，次の3点に注目します．

　①まず，陰影の性状：陰影の濃さですが，中を通る血管影は見えませんね．境界は比較的鮮明ですが，辺縁は不規則です．

　②次に分布に注目します：末梢優位ですね．

　③3つ目は，空洞は矢印のところは小空洞があるようです．

## 2 まとめと鑑別

末梢肺野優位の両側多発性の結節陰影．

● まず，第一に，**感染症**を想定：肺結核，非結核性抗酸菌症，敗血症性肺塞栓，肺真菌症，放線菌症，ノカルジア症など．

● **腫瘍性疾患**：転移性肺癌，細気管支肺胞上皮癌，リンパ腫，類上皮性血管内皮腫など．

● **その他**：肺血管炎，特に肉芽腫性多発血管炎（旧名：ウェゲナー肉芽腫症），リウマチ結節，アミロイドーシス（アミロイド結節）など．

**ココがポイント**
- 多発性結節陰影
- 一部空洞形成

**最終診断**　多発血管炎性肉芽腫症 granulomatosis with polyangitis（GPA）（旧名：ウェゲナー肉芽腫症）

#### 参考文献

Lohrmann C, et al. Pulmonary manifestations of Wegener granulomatosis：CT findings in 57 patients and a review of the literature. Eur J Radiol 2005；53（3）：471-477. Review

# 第5話
# 浸潤陰影 consolidation

45歳　男性．3日前から高熱と咳．

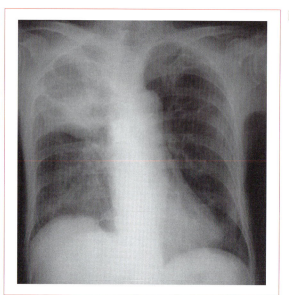

図1　胸部単純レントゲン

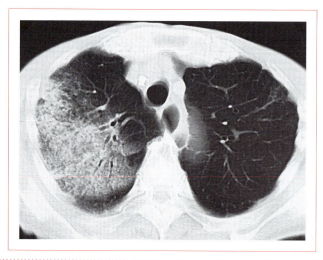

図2　胸部CT

図3 胸部CTのシェーマ

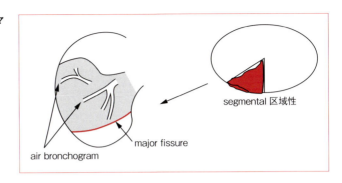

## 1　画像所見のポイント（図1, 2）

1. 胸部単純レントゲン（図1）

①みぎ上肺野に陰影を認めます．②血管陰影が見えないことから浸潤陰影ですね．③みぎ minor fissure に接しているので上葉です．いわゆる大葉性肺炎 lobar pneumonia の像です．

2. 胸部CT（図2）

①まず，みぎ上肺野に"白っぽい"部分が認められます．血管陰影が見えないので，浸潤陰影です．

②分布をみると，後方を走る葉間線 major fissure を境界として前方であり，上葉に一致した陰影です．つまり，区域性の陰影です．

③そして気管支透亮像 air bronchogram が陰影の中に見られます．

## 2　まとめと鑑別

みぎ上葉に air bronchogram を伴う浸潤陰影 consolidation を認めます．いわゆる大葉性肺炎．

- まず，第一に，肺胞性肺炎があげられます．つまり，肺炎球菌を代表とする定型肺炎ですね．
- そのほか，肺胞出血や気道出血の肺胞領域への吸引，さらに器質化肺炎，細気管支肺胞上皮癌など．

**ココがポイント**
- みぎ上葉の浸潤陰影，いわゆる大葉性肺炎
- air bronchogram を認める．

| 最終診断 | 肺炎球菌性肺炎 |

## 3　疾患の解説：肺炎球菌性肺炎

1. 臨床的なポイント

　①定型肺炎の代表的な起炎菌，肺炎球菌 *Streptococcus pneumoniae* で起こる肺炎.

　②市中肺炎の約25％を占め，最も多い.

　③臨床的には高熱，湿性咳嗽，膿性痰を示し，重症化すると呼吸困難とⅠ型呼吸不全を示します.

　④白血球増加，CRP上昇，プロカルシトニン上昇．尿中抗原，喀痰塗抹グラム染色，培養検査で確定.

　⑤ペニシリン系抗菌薬治療が第一選択．感受性試験が重要.

2. 画像診断の特徴

　①境界が鮮明な濃厚な浸潤陰影が典型的.

　② air bronchogram をしばしば認めます.

　③1つまたは複数の葉を侵す肺炎，いわゆる大葉性肺炎をしばしば起こします.

　④ parapneumonic effusion や膿胸を伴うこともあります.

### 鑑別診断

- 急性細菌性肺炎
- さまざまな原因による器質化肺炎
- 肺水腫，ARDS
- 肺胞出血や気道出血の肺胞への吸引
- 細気管支肺胞上皮癌
- 肺リンパ腫

### 参考文献

　Franquet T. Imaging of pneumonia：trends and algorithms. Eur Respir J 2001；18（1）：196-208

# 第6話
# 限局性スリガラス陰影

54歳　女性．1週間前から感冒症状出現．3日前から乾性咳嗽が強く発熱も続くため受診．

図1　胸部単純レントゲン

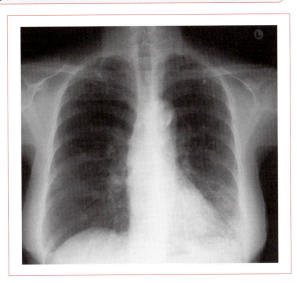

図2　胸部CT

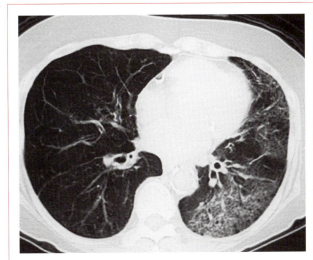

第3章　実地編：主要所見から見た鑑別の道筋

## 1　画像所見のポイント（図1，2）

1. 胸部単純レントゲン写真（図1）

①ひだり下肺野にスリガラス陰影．横隔膜辺縁はややぼけていますが追えます．

②そのほかに両側に数ヵ所石灰化陰影がありますが陳旧性と思われます．

2. 胸部CT（図2）

①心臓レベルのスライスでひだり舌区と下葉に陰影があります．

②陰影の中の血管陰影がかろうじて見えますね．つまり，スリガラス陰影です．

③このスライスでわかるような胸水はありません．

　いわゆる非定型肺炎の画像所見として，小葉中心性のスリガラス陰影があげられます．しばしば両側性，多発性でびまん性の場合もあります．気管支肺炎を反映して気管支壁の肥厚もよく認めます．また，びまん性の小葉中心性の淡い小粒状陰影を見ることもあり，細気管支炎を示唆します．

　非定型肺炎の中で最も多いマイコプラズマ肺炎の画像所見として，同様にスリガラス陰影ないしコンソリデーションを認めます．しばしば小葉中心性で，小粒状陰影を示すこともあります．気管支炎を反映する気管支壁の肥厚もよく認めます．

## 2　まとめと鑑別

　左舌区と下葉の2葉にわたるスリガラス陰影．

● 鑑別疾患

①肺炎，特に非定型肺炎（マイコプラズマ肺炎，ウイルス性肺炎）など

②肺出血

③細気管支炎肺胞上皮癌

④リンパ腫

| 最終診断 | マイコプラズマ肺炎 |

## 3 疾患の解説：マイコプラズマ肺炎

　肺炎マイコプラズマ（*Mycoplasma pneumoniae*）は，自己増殖可能な最小の微生物で，生物学的には細菌に分類されます．他の細菌と異なり細胞壁を持たないので，多形態性を示し，ペニシリン，セフェムなどの細胞壁合成阻害の抗菌薬には感受性がありません．潜伏期は通常2～3週間で，初発症状は発熱，全身倦怠，頭痛などです．咳は初発症状出現後3～5日から始まることが多く，当初は乾性の咳ですが，経過に従い咳は徐々に強くなり，解熱後も長く続きます（3～4週間）．

## 4 診断・検査のポイント

- 臨床経過：上気道炎症状に引き続き乾性咳嗽が出現．
- 若年者に比較的多い．
- 主要臨床検査所見：末梢血白血球は正常～軽度上昇，CRPも増加します．寒冷凝集素が上昇することがあります．
- 病因診断：PPLOなど専用のマイコプラズマ培地上にて増殖可能ですが，日数がかかり（2～4週間），実際的ではありません．血清抗体のペア血清での4倍以上の上昇をもって診断します．最近はLAMP法，さらにリボテストマイコプラズマとプライムチェックマイコプラズマ抗原が認可されました．

## 5 治療

　マクロライド系のエリスロマイシン，クラリスロマイシンなどを第一選択としますが，学童期以降ではテトラサイクリン系のミノサイクリンも使用されます．

#### 参考文献
1) 国立感染症研究所感染症情報センターのホームページ
2) Miyashita N, et al. Radiographic features of *Mycoplasma pneumoniae* pneumonia：differential diagnosis and performance timing. BMC Med Imaging 2009；9：7

# 第7話
# 多発性浸潤陰影

38歳 女性. 2ヵ月前からの発熱

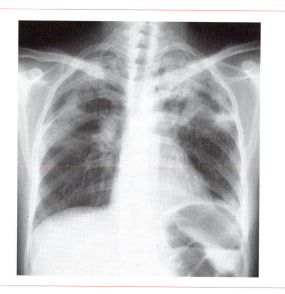

図1 胸部単純レントゲン

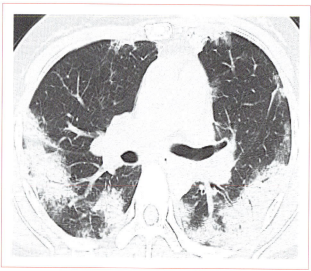

図2 胸部CT

第7話　多発性浸潤陰影

## 1　画像所見のポイント（図1, 2）

1. 胸部単純レントゲン写真

胸膜に接して斑状に多発する浸潤影（**図1**）．photonegative of pulmonary edema（肺水腫のネガ像）を示します．

2. 胸部CT

①末梢優位で非区域性であり，浸潤陰影（**図2**）が認められます．

②両側性で，胸膜直下ほど濃厚な陰影で，air bronchogram がみられます．

## 2　まとめと鑑別

両側性，多発性陰影．

● 鑑別疾患

①肺炎，特に非定型肺炎

②慢性好酸球性肺炎

③特発性器質化肺炎

④ NSIP（cellular）

⑤細気管支肺胞上皮癌

| 最終診断 | 慢性好酸球性肺炎 chronic eosinophilic pneumonia (CEP) |
| --- | --- |

## 3　疾患の解説：慢性好酸球性肺炎（CEP）

● 末梢血中の好酸球増加と肺の異常陰影を呈する疾患群を PIE 症候群（pulmonary infiltration with eosinophilia）といいますが，末梢血中に好酸球の増加がなくとも肺局所に著明な好酸球の浸潤をみる症例があることから，現在では末梢血中の好酸球増加の有無にかかわらずこれらを総称して好酸球性肺炎 eosinophilic pneumonia と呼ぶようになりました．

● これら好酸球性肺炎の中で，1969年 Carrington らは，原因不明の好酸球性肺炎で慢性の経過をとり，後述する臨床病学的特徴を示す病態を慢性好酸球性肺炎として報告しました（N Engl J Med. 1969；280（15）：787-798）．

第 3 章　実地編：主要所見から見た鑑別の道筋

## 4　診断・検査のポイント

- 臨床経過：臨床経過は数週間から数ヵ月持続することが多いです．
- 原因の検索：まず二次性のものを慎重に鑑別します．寄生虫，真菌，そして最近（特に1ヵ月以内）開始した薬剤に注意します．また健康医薬品や食物も忘れずに問診しましょう．
- 特発性の多くは原因不明です．喫煙者に少なく，女性に多く，平均年齢は45歳．喘息の合併が多くみられることからアレルギー機序が想定されます．
- 咳嗽，喘鳴，呼吸困難などの喘息様症状に発熱，全身倦怠感，体重減少などの全身症状が見られ，聴診では wheeze や rhonchus が認められます．
- 主要臨床検査所見としては，多くの症例で末梢血好酸球増加を認め，CRP も増加します．総 IgE 値は約半数で上昇し活動性に関連して変動します．
- 肺実質への好酸球浸潤は気管支肺胞洗浄液中で示されますが，どの程度の浸潤か明確に示すものはありません．BAL 中での好酸球数を 25％以上としているものが多いです．

### 鑑別診断

- 慢性好酸球性肺炎
- 特発性器質化肺炎 cryptogenic organizing pneumonia
- 非特異性性間質性肺炎 NSIP（cellular）
- 細気管支肺胞上皮癌

# 第8話 びまん性粒状陰影

43歳 男性. 労作時呼吸困難.

図1 胸部単純レントゲン

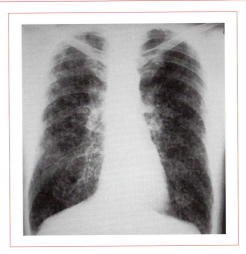

図2 胸部CT

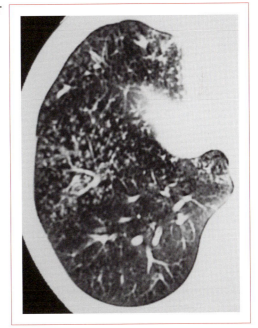

第3章 実地編 主要所見から見た鑑別の道筋

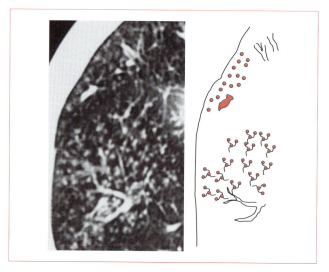

図3 胸部CTの拡大図とそのシェーマ

## 1　画像所見のポイント（図1，2）

1. 胸部単純レントゲン（図1）

①まず，両側，上肺野から下肺野までびまん性に小粒状陰影が認められます．②小さく1つひとつを計測することはできません．③分布は，両側びまん性で，比較的均一に存在する印象です．また胸膜直下にはないようです．④横隔膜は第10肋間と低下しており，過膨張所見です．

2. 胸部CT（図2）

①大きさのそろった粒状陰影が，しかもお互いが比較的等距離に並んでいます．②分布をみると，胸膜直下に接しているものはなく，2〜3mm離れたところにあります．末梢気管支の走行に一致している印象があり，他方，胸膜から立ち上がるような線状陰影はありません．

## 2　まとめと鑑別

小結節陰影が規則正しく分布，いわゆる小葉中心性分布を示しています．気道に一致した病変を示唆します．

- まず，第一に，各種の細気管支炎，特にびまん性汎細気管支炎が典型的です．
- そのほか，急性では各種感染症（マイコプラズマ，ウイルスなど）．
- またより限局性なら肺結核や非結核性抗酸菌症の経気道散布．

第8話　びまん性粒状陰影

| 最終診断 | びまん性汎細気管支炎 diffuse panbronchiolitis（DPB） |

## 3　疾患の解説：びまん性汎細気管支炎（DPB）

1.　臨床的なポイント

①DPB は 1969 年 に本間，山中らによって臨床病理学的に独立した疾患として提唱されました.

②病理学的には呼吸細気管支に病変の主座をおく慢性炎症性疾患です.

③臨床的には多量の膿性喀痰を伴う咳嗽，呼吸困難を認め，閉塞性換気障害とⅡ型呼吸不全，高率に慢性副鼻腔炎.

④日本人（モンゴロイド）に多く，そのほかの人種でまれであることから，特定の遺伝子と発症との関連が示唆されています.

⑤かつて最も難治性かつ予後不良の慢性下気道疾患として憂慮された疾患ですが，エリスロマイシン（マクロライド）の少量長期療法により劇的に予後が改善されました.

2.　画像診断の特徴

①境界が不鮮明な粒状陰影が両側びまん性に分布.

②粒状陰影は比較的等間隔に並び，胸膜直下にはなく 2～3mm 離れて存在します．いわゆる小葉中心性分布.

③気管支末梢に分布するといわゆる tree in bud sign を認めることも（図3）.

④進行するとより中枢側には気管支拡張所見をみるようになります.

⑤過膨張所見.

### 鑑別診断

■ 慢性経過：膠原病に伴う細気管支病変（特に関節リウマチ），嚢胞線維症，HTLV1 関連気道病変，好酸球性細気管支炎

■ 急性感染症：マイコプラズマ，各種ウイルス

■ 慢性感染症：肺結核，非結核性抗酸菌症（本当にびまん性ということは少ない）

# 第9話 輪状陰影

65歳 男性．息切れ．

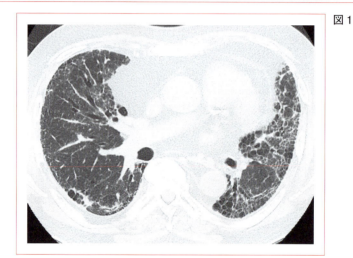

図1

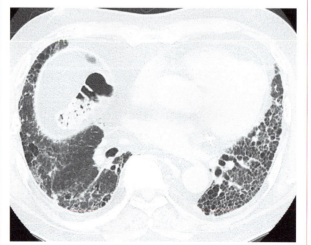

図2

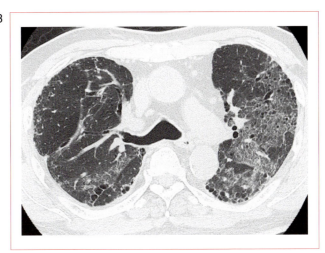

図3

## 1  画像所見のポイント(図1, 2)

- まず陰影が両側にびまん性にあること.
- 主に輪状陰影,すなわち蜂巣肺 honeycombing ですね.
- 牽引性気管支拡張もだいじな所見です.
- 下肺野,胸膜直下優位であることをとらえましょう.
- さらに,輪状陰影のある部分と病変の軽い(あるいはない)部分が隣り合っている(これを空間的不均一性といいます).
- 3ヵ月後,数日間で呼吸不全になった時が図3:スリガラス陰影が新たに加わった.

## 2  まとめと鑑別

- 特発性肺線維症.
- 膠原病性間質性肺炎,特に関節リウマチ.
- 塵肺症,慢性過敏性肺炎,顕微鏡的多発血管炎(ANCA 関連血管炎).

第3章　実地編：主要所見から見た鑑別の道筋

## 最終診断　特発性肺線維症

　図3は同一症例の急性増悪時の HRCT です．**表1**には特発性肺線維症（UIP）の HRCT の画像診断の基準を示します（Raghu G, et al. Am J Respir Crit Care Med 2011；183：788-824）．

表1　特発性肺線維症の HRCT の診断基準

| UIP<br>（下記4つを満たすこと） | possible UIP<br>（下記3つを満たすこと） | inconsistent with UIP<br>（下記7つのいずれか） |
|---|---|---|
| ・胸膜下，肺底部優位<br>・網状影<br>・蜂巣肺（牽引性気管支拡張の有無を問わず）<br>・UIP に合致しない所見をもたないこと | ・胸膜下，肺底部優位<br>・網状影<br>・UIP に合致しない所見をもたないこと（→ inconsistent with UIP をみよ） | ・上中肺野優位の分布<br>・気管支血管周囲に優位<br>・スリガラス陰影は広範（網状影より範囲が広い）<br>・多数の結節影（両側性ないし上葉優位）<br>・嚢胞散在（多発性，両側性，蜂巣肺より離れた領域）<br>・びまん性モザイク状弱陰影/エアー　トラッピング（両側性，3葉以上）<br>・気管支・肺の区域，葉に及ぶconsolidation |

● このうち，inconsistent with UIP とは表中の7項目のうちどれかひとつでも認められると UIP ではないという意味です．

# 第10話 肺門縦隔リンパ節腫大

> 35歳 男性．健診で胸部異常を指摘された．自覚症状なし．

図1 胸部単純レントゲン

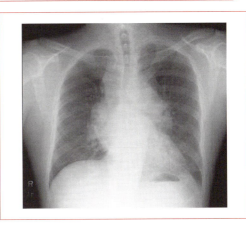

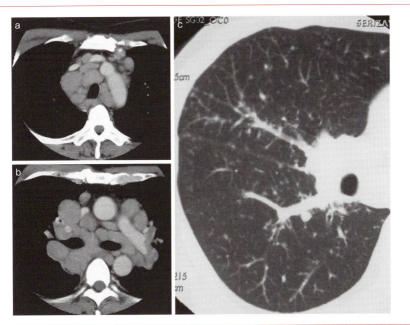

図2 胸部CT

第3章 実地編：主要所見から見た鑑別の道筋

## 1 画像所見のポイント（図1，2）

1. 胸部単純レントゲン（図1）

①両側の肺門と縦隔の拡大を認めます．

②肺野に明らかな陰影はありません．

2. 胸部CT（図2）

①造影下の縦隔条件では気管〜気管分岐下のレベルですが，多数かつ著明な縦隔リンパ節腫大が認められます．1つひとつが明瞭に見えて，いわゆるポテト様です．

②肺野条件では，みぎ肺門部のレベルですが，多数の小結節陰影があるのがわかるかと思います．

③そして分布をみると，胸膜直下に接しているものもあり，血管や気管支に接しているものもあり，そのために血管の境界が不整になっています．葉間胸膜にも接したものがありますね．また，胸膜から離れたものもあり，といった風に規則性がありません．

## 2 まとめと鑑別

著明な両側肺門縦隔リンパ節腫大，肺野には不規則（ランダム）な分布を示す小結節陰影．この組み合わせは特にサルコイドーシスを考えさせる所見です．

**ココがポイント**
- 両側肺門縦隔リンパ節腫大
- 肺野には不規則（ランダム）な分布を示す小結節陰影
- 胸膜病変はない．

● 鑑別疾患

①第一に，サルコイドーシス

②リンパ増殖性疾患：リンパ腫

③リンパ行性：癌性リンパ管症

④初感染肺結核

第 10 話　肺門縦隔リンパ節腫大

| 最終診断 | サルコイドーシス sarcoidosis |

## 3　疾患の解説：サルコイドーシス

1. 臨床的なポイント

　①全身性の非乾酪性類上皮細胞肉芽腫により特徴づけられる原因不明の疾患.

　②肺および肺門縦隔が最も高頻度であり，続いて眼病変，皮膚など. 心病変はまれであるが，不整脈や心不全で致死的な場合があります.

　③無症状で検診で発見されることが最も多い. 乾性咳，呼吸困難，眼症状など.

　④診断：臨床的に両側肺門リンパ節腫大 bilateral hilar lymphoadenopathy（BHL）に肺などで非乾酪性類上皮細胞肉芽腫を証明すれば診断されます.

　⑤日本人は比較的予後良好ですが，肺病変の線維化，心病変では予後不良例もあり，また失明の危険もあります.

2. 画像診断の特徴

　①両側肺門縦隔リンパ節腫大. 1つひとつの境界が鮮明でポテト様.

　②微小粒状～小結節影.

　③分布：気管支血管束周囲，小葉間隔壁・肺静脈，胸膜面（葉間胸膜，臓側胸膜）に分布.

　④一般的には上中肺野に優位に分布.

　⑤1cm を超える結節影ないし腫瘤状影を呈することもあります.

　⑥微小散布影の集簇（sarcoid galaxy sign，第2章第5話参照）.

　⑦空洞化やさまざまな程度の肺の線維化，など.

### 鑑別診断

■ リンパ増殖性疾患：リンパ腫
■ リンパ行性：癌性リンパ管症

**参考文献**
　藤本公則. 日サ会誌 2013；33：31-34

# 第11話
# 空洞陰影①

73歳　血痰.

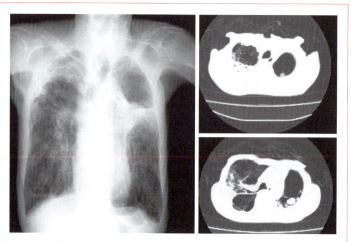

図1　症例1

67歳　発熱, 喀痰.

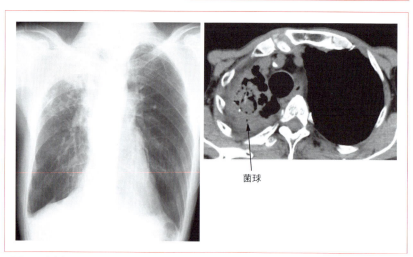

菌球

図2　症例2

## 1 画像所見のポイント

- 症例1（図1）ではひだり上肺の嚢胞の中に菌球 fungal ball があります．
- 症例2（図2）ではみぎ肺尖の空洞の中にやはり菌球です．

## 2 まとめと鑑別

- この所見はかなり特異的と思いますが，特に空洞に接して肥厚や腫瘤がみられるときは空洞発生の肺癌を忘れずに．

**ココがポイント** ・嚢胞や空洞のなかの菌球陰影

### 図3 fungal ball のシェーマ

いわゆる菌球 fungal ball ですが，関連用語としては Monod sign というのがあります（文献によっては Monad sign）．これは空洞と菌球のあいだの空気の部分が半月に見えることを指します．そこで，しばしば air crescent sign と混同されますが，後者は本来侵襲性アスペルギローシスの回復期の所見を指す用語です（Abramson S. Radiology, 2001；218（1）：230-232）．

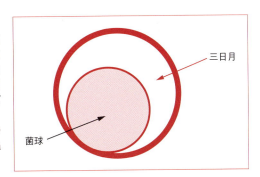

**最終診断** 肺アスペルギローマ pulmonary aspergilloma

**参考文献**

Franquet T, et al. Spectrum of pulmonary aspergillosis：histologic, clinical, and radiologic findings. Radiographics 2001；21（4）：825-837

# 第12話 空洞陰影②

35歳　男性．3日前から39℃の発熱と咳，膿性痰．悪臭を伴う．喫煙者，アルコール多飲．口内衛生不良．

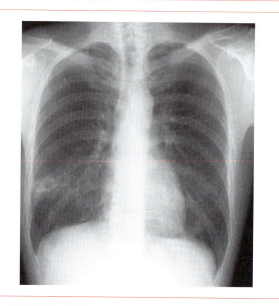

図1　胸部単純レントゲン

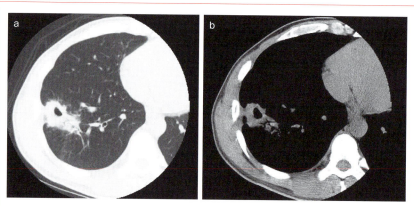

図2　胸部CT

第12話　空洞陰影② 147

## 1 画像所見のポイント（図1，2）

### 1．胸部単純レントゲン（図1）

　①みぎ下肺野外側に長径26mmの結節陰影を認めます．②円形で境界は比較的明瞭です．③明らかに空洞が見られます．④胸水やリンパ節腫大は認めません．

### 2．胸部CT（図2）

　①みぎ下葉に長径30mmのやや長いだ円形の結節陰影を認めます．

　②境界は不鮮明で辺縁も不整な部分があります．

　③内部に空洞を認めます．空洞の内壁はスムーズです．

　④周囲の構造との関係は，周囲の血管の引き込みはなく，胸膜は軽度の引き込みがあります．

## 2 まとめと鑑別

　長径30mm大，境界不鮮明，空洞を伴う結節性陰影．

● まず，第一に，原発性肺癌の可能性を考えます．30mm以上の結節は肺癌の可能性を常に念頭に置く必要があります．特に，扁平上皮癌ではこのような特徴を示すことがあります．

● 転移性肺癌：特に扁平上皮癌（耳鼻科領域など）．

● 感染症：細菌（肺化膿症，肺結核，放線菌症，ノカルジア），真菌症（クリプトコックス症，コクシジオイド症，ヒストプラズマ症），寄生虫症（肺吸虫症など）．

● その他：リウマチ結節，多発血管炎性肉芽腫症．

● 嚢胞疾患：厳密には空洞ではありません．肺分画症，気管支嚢胞，先天性嚢胞状腺腫様形成異常など．

> **ココがポイント**
> ● 単発の空洞陰影
> ● 長径30mm大
> ● 空洞の内壁は辺縁平滑

第3章　実地編　主要所見から見た鑑別の道筋

第3章　実地編：主要所見から見た鑑別の道筋

## 最終診断　肺膿瘍 lung abscess（肺化膿症 pulmonary suppuration）

## 3　疾患の解説：肺膿瘍（肺化膿症）

1. 臨床的なポイント

①肺化膿症は，肺実質の感染性炎症で，内部が壊死に陥った場合．各種嫌菌性菌，黄色ブドウ球菌，肺炎桿菌，大腸菌，緑膿菌などが複数以上原因となることが多い．口腔内嫌気性菌などの不顕性誤嚥などが原因となります．

②実地では胸部画像診断で内部に空洞が認められた場合にいいます．

③臨床症状は高熱，膿性痰を伴う咳，呼吸困難，血痰などで，喀痰はしばしば悪臭を示します．

④診断：急性肺炎の検査所見に胸部レントゲン写真や胸部 CT で空洞影を認めることから診断します．液面形成 air-fluid level を認めることもあります．

⑤治療：感受性のある抗菌薬を十分量使用．

⑥慢性肺化膿症では手術も考慮します．

2. 画像診断

①浸潤陰影の中に空洞あるいは air-fluid level を認めます．

②空洞の壁は厚く，辺縁はしばしば不整で不明瞭．

③肺癌の気管支閉塞による閉塞性肺炎の肺膿瘍に注意．

### 鑑別診断

空洞陰影を示す疾患．

■ 原発性肺癌：30 mm 以上の結節は肺癌の可能性を常に念頭に置く必要があります．特に，扁平上皮癌ではこのような特徴を示すことがあります．

■ 転移性肺癌：特に扁平上皮癌．

■ 感染症：細菌（肺結核，放線菌症，肺ノカルジア症（図3）），真菌症（クリプトコックス症，コクシジオイド症，ヒストプラズマ症），寄生虫症（肺吸虫症など）．

第12話 空洞陰影②

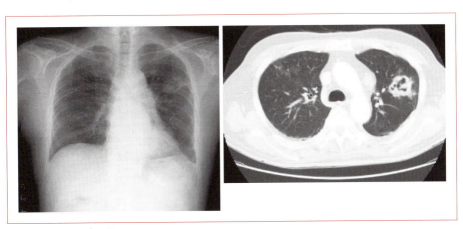

図3 肺ノカルジア症

- air-fluid level を示す膿胸.
- リウマチ結節,多発血管炎性肉芽腫症.

**参考文献**

Stark DD, Federle MP, Goodman PC, et al. Differentiating lung abscess and empyema：radiography and computed tomography. Am J Roentgenol 1983；141(1)：163-167

第13話

# びまん性スリガラス陰影①

32歳　女性．SLE．プレドニン40mg/日投与中に，3日前から急速に進行する発熱，呼吸困難，咳．SpO$_2$の低下あり，胸部単純レントゲンでは明らかな陰影なく胸部CTで発見．

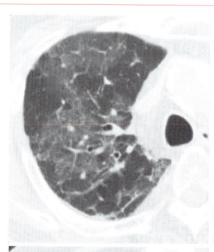
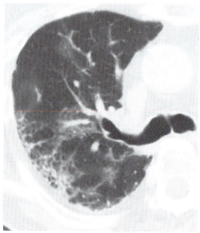
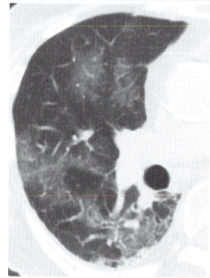

図1　胸部CT

第13話　びまん性スリガラス陰影①

## 1　画像所見のポイント（図1）

● 胸部 CT（図 1）

みぎ肺野のみですが，ひだり肺野も同様の所見でした．つまり，びまん性陰影です．この場合は，次の3点に注目します．

①まず，陰影の性状：3枚のスライスに共通して，みぎ上肺野に“白っぽい”部分が認められます．血管陰影がよく見えるので，スリガラス陰影ですね．

②次に分布に注目します：小葉構造を意識しながらみてみると……まず，スリガラス陰影は胸膜直下まで及んでいます．小葉間隔壁はほとんどみえません．以上から，汎小葉性分布です．一方，陰影部分と正常部分とが比較的はっきり区別できます．このような分布の形式を，地図状分布 geographic distribution（第2章第6話参照）といいます．これはつまり，地球儀の大陸と海の分布を思い出していただければ納得と思います．

③3つ目は，肺容量：血管・気管支の走行からみて目立った変化はないようです．

## 2　まとめと鑑別

地図状分布を示すびまん性スリガラス陰影.

● まず，第一に，**感染症**を想定：ニューモシスチス肺炎，サイトメガロウイルス肺炎，マイコプラズマ肺炎，ウイルス性肺炎（インフルエンザウイルス，SARS, MERS その他）.

● **薬剤性肺障害**：必ず徹底的に問診（漢方やサプリなども忘れずに）.

● そのほか，びまん性肺胞出血，肺血管炎，細気管支肺胞上皮癌，リンパ腫など.

**ココがポイント**　　・びまん性スリガラス陰影
　　　　　　　　　　・地図状分布

びまん性スリガラス陰影をみたら，病歴に注意します．特にいわゆる日和見感染症の可能性はないか，次に使用薬剤に注意しましょう．

| 最終診断 | ニューモシスチス肺炎 *Pneumocystis jirovecii* pneumonia（PCP） |

## 3　疾患の解説：ニューモシスチス肺炎（PCP）

1.　臨床的なポイント

①日和見感染症の代表例です．免疫低下状態で発症します．HIV感染症例と非HIV感染症例と分けて考えるとわかりやすいです．

②HIV感染症例では，咳，呼吸困難などの症状が比較的ゆっくり進み，末梢血CD4＋リンパ球数の減少と発症リスクが関連します．一方，非HIV感染症例では急速な経過で呼吸不全が進み，速やかな診断治療が重要です．多くは副腎皮質ステロイドや免疫抑制薬投与中に発症します．

③$SpO_2$の低下，血清中$\beta$-D-glucan上昇，KL-6も上昇することが多いです．

④BAL液でのPCR陽性，グロコット染色で嚢胞体陽性で確定します．

⑤ST合剤かペンタミジンによる予防が重要です．発症後はこれらの治療量を用います．HIV感染症例での呼吸不全例で副腎皮質ステロイドの併用は予後を改善しますが，非HIV例ではエビデンスはありません．

2.　画像診断の特徴

①びまん性スリガラス陰影が典型的．

②中心部優位，上肺野優位をしばしば認め，地図状分布（モザイクパターン）あるいはcrazy paving patternを示すこともあります．

③胸水は通常認めません．

④HIV感染症例では特に，胸膜直下に嚢胞形成を認め，難治性気胸を起こすことがあります．

### 鑑別診断

■感染性肺炎：サイトメガロ肺炎，ウイルス性肺炎

■さまざまな原因による薬剤性肺障害：関節リウマチでは特にMTXによる肺障害と本症との鑑別が問題となります（参考文献参照）．

■肺水腫，ARDS，肺胞出血，細気管支肺胞上皮癌，肺リンパ腫

**参考文献**

Tokuda H, et al. Intern Med 2008；47（10）：915-923

# 第14話 びまん性スリガラス陰影②

50歳 女性.

図1 胸部単純レントゲン

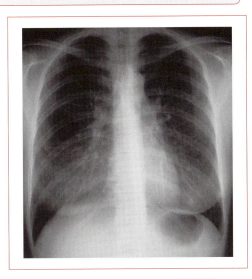

図2 胸部CT

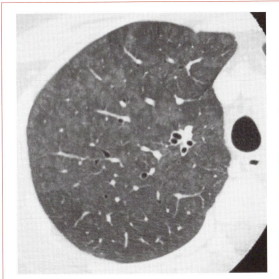

第3章　実地編：主要所見から見た鑑別の道筋

## **1**　画像所見のポイント（図1，2）

1. 胸部単純レントゲン（図1）

　①両側中下肺野にびまん性にスリガラス陰影を認めます．②肺容量に明らか
　な変化はありません．③胸水はなく，胸膜面や横隔膜も明瞭です．

2. 胸部CT（図2）

　上肺野右側のHRCT画像です．

　①まず，全体の"白っぽい"ということに気がつきます．このとき注意する
　のが，そう血管陰影が見えるかどうか．この場合ははっきり見えますか
　ら，スリガラス陰影です．ここでクローズアップを見ましょう（図3）．

　②まずよく見ると，スリガラス陰影は一様ではなく，ある程度グループをな
　しているのがわかります．分布をみると，胸膜直下に接しているものはな
　く，2～3mm離れたところにあります．その配列はある程度規則正しい
　印象があり，他方，胸膜に接した陰影や末梢血管に一致した陰影はありま
　せん．

## **2**　まとめと鑑別

　全体としてはびまん性のスリガラス陰影ですが，ある程度グループをなす陰
影は規則正しく分布しており，いわゆる小葉中心性分布を示しています．経気
道的に広がった病変を示唆します．

- まず，第一に，吸入性のびまん性スリガラス陰影を示す疾患，つまり過敏性
　肺炎が疑われます．
- そのほか，急性では各種の吸入性肺炎，ヒュームや塩素ガスの吸入などによ
　る肺障害，薬剤性肺障害が考えられます．

> **ココがポイント**　・びまん性のスリガラス陰影をとらえる
> 　・胸膜直下や血管に接した病変がないこと
> 　・グループ化した陰影がある程度規則正しく配置している

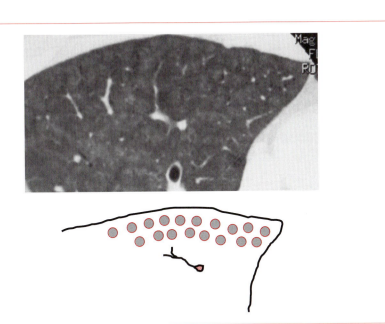

図3 クローズアップとそのシェーマ

| 最終診断 | 夏型過敏性肺炎 |

## 3 疾患の解説：過敏性肺炎

1. 臨床的なポイント
   ①吸入性有機性抗原の反復曝露で起こるアレルギー性肺疾患．イソシアネートなどの無機化合物で起こる場合も．
   ②病理学的には呼吸細気管支から肺胞壁に肉芽腫病変を伴う間質性肺炎を認めます．
   ③臨床的には乾性咳嗽，呼吸困難を認め，拘束性換気障害とⅠ型呼吸不全を示します．
   ④気管支肺胞洗浄液でリンパ増加，夏型ではCD4/8が低下し多くは1以下．経気管支肺生検で上記病理像．夏型ではトリコスポロンに対する抗体．
   ⑤入院による改善．帰宅誘発試験などの環境誘発試験．必要ならステロイド

第3章　実地編：主要所見から見た鑑別の道筋

治療.

⑥慢性型や再発型は線維化により特発性間質性肺炎との鑑別が困難なことがあります．予後も不良例あり．

2. 画像診断の特徴

①境界が不鮮明な小粒状陰影やスリガラス陰影が両側びまん性に分布．

②粒状陰影は比較的等間隔に並び，胸膜直下にはなく2〜3mm離れて存在する．いわゆる小葉中心性分布．

③スリガラス陰影もよく観察すると，モザイクパターンを示し，比較的等間隔に並び，胸膜直下にはなく2〜3mm離れて存在します．いわゆる小葉中心性分布．

④慢性過敏性肺炎では小粒状陰影が目立たなくなり，小葉中心性の炎症と線維化が認められ蜂巣肺を生じえます．

⑤肺容量は正常ないし減少（横隔膜挙上）．

### 鑑別診断

■さまざまな原因による過敏性肺炎
■さまざまな原因による薬剤性肺障害
■感染症：ニューモシスチス肺炎，サイトメガロ肺炎，ウイルス性肺炎（インフルエンザ肺炎，SARS, MERS など）
■特発性間質性肺炎（特に NSIP），肺水腫，好酸球性肺炎
■慢性過敏性肺炎：特発性肺線維症，膠原病性間質性肺炎など

**参考文献**

Selman M, et al. Hypersensitivity pneumonitis：insights in diagnosis and pathobiology. Am J Respir Crit Care Med 2012；186（4）：314-324

# 第15話
# びまん性スリガラス陰影③

25歳　男性.

図1　胸部単純レントゲン

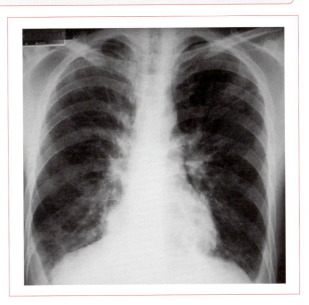

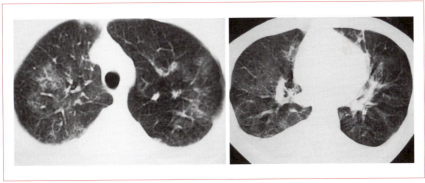

図2　胸部CT

第3章 実地編：主要所見から見た鑑別の道筋

## 1 画像所見のポイント（図1，2）

1. 胸部単純レントゲン（図1）

   ①両側中下肺野にびまん性にスリガラス陰影を認めます．②肺容量は右横隔膜の高さが第9肋骨でやや低下していますね．③両側の肋骨横隔膜角が鈍化して胸水が疑われます．

2. 胸部CT（図2）

   ①まず，両側肺野に"白っぽい"部分が認められます．血管陰影が見えるので，スリガラス陰影です．

   ②分布をみると，比較的に中心部に多い印象ですが，胸膜に接した陰影もありますね．

   ③また，クローズアップを見ると，胸膜面に直角に交わる線状陰影があり，小葉間隔壁の肥厚と思われます（図3）．

## 2 まとめと鑑別

主体としてはびまん性のスリガラス陰影ですが，中心部から末梢肺野まで分布はさまざまで，胸膜面に及ぶ線状陰影があり，小葉間隔壁の肥厚を示しています．また，両側に胸水が認められます．

● まず，第一に，急性好酸球性肺炎があげられます．

● そのほか，びまん性のスリガラス陰影と小葉間隔壁の肥厚から，リンパ管や静脈に病変（水分貯留や細胞浸潤）がある疾患．急性では肺水腫，ARDS，ウイルス性肺炎，慢性では癌性リンパ管症やサルコイドーシス，IgG4関連肺疾患などがあげられます．

**ココがポイント**
- びまん性のスリガラス陰影をとらえる：比較的に内層優位
- 胸膜直下に直交した線状陰影
- （両側）胸水

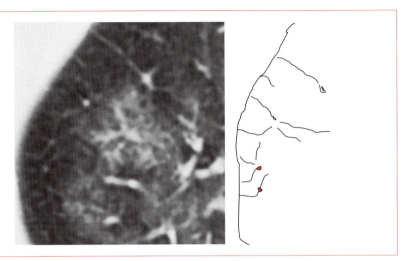

図3　クローズアップとそのシェーマ

## 最終診断　急性好酸球性肺炎 acute eosinophilic pneumonia (AEP)

### 3　疾患の解説：急性好酸球性肺炎（AEP）

1. 臨床的なポイント
   ① 急性経過で発症する好酸球性肺炎．原因は不明だが，若年者で初めて喫煙を開始後数日～2週間して発症することが多い．また薬剤性肺障害としても見られます．
   ② 病理学的には間質に著明な好酸球浸潤を認めます．
   ③ 臨床的には乾性咳嗽，呼吸困難とⅠ型呼吸不全を示します．ARDS類似で人工呼吸管理を要する場合も多い．
   ④ 気管支肺胞洗浄液で好酸球が著増（25％以上）．
   ⑤ ステロイド治療が第一選択．開始数日後に一過性に血中好酸球数が増加．
   ⑥ 通常は再発はありません．ただし，薬剤性では再投与は禁忌．
2. 画像診断の特徴
   ① 境界が不鮮明なスリガラス陰影が両側びまん性に分布．
   ② 小葉隔壁の肥厚や気管支血管束 bronchovascular bundle の肥厚．

第3章　実地編：主要所見から見た鑑別の道筋

③胸水.

④コンソリデーションや粒状陰影を示すことも.

⑤肺容量は正常ないし減少（横隔膜挙上）.

**鑑別診断**

■ 急性好酸球性肺炎

■ さまざまな原因による薬剤性肺障害

■ 肺水腫，ARDS

■ ウイルス性肺炎

■ 癌性リンパ管症

■ サルコイドーシス

**参考文献**

Allen JN, et al. Acute eosinophilic pneumonia as a reversible cause of noninfectious respiratory failure. N Engl J Med 1989 ; 321 (9) : 569-574

# エピローグ：結びにかえて

　本書を執筆した目的は，胸部 CT の読み進め方をはじめて学ぼうとする方の入門書となることです．そのために，あらかじめ各世代の医師に胸部 CT の読み方をどのように習得したかアンケートしてみました．圧倒的に「指導医から学んだ」という人が多く，書物から学んだという方は意外なほど少なかったのが印象的でした．やはり可能なら上級者から実地に教わるのがいいでしょう．

　でも，実際にはいつもあなたのそばに教えてくれる先生がいるとは限りませんね．そんなときに気軽に手に取って参考にできるように工夫してみました．本書には難しい技術的なことは書いてありません．また，すべての疾患や所見を網羅するつもりもありません．

　ためしに当科の 1 年間の入院実績をみてみると，肺癌などの悪性腫瘍，肺炎などの感染症，間質性肺炎・肺線維症などのびまん性肺疾患，そして気管支喘息・COPD でほぼ 9 割を占めていました．

　本書は満点主義をとらずに，第 1 章から 2，3 章と読み進むにつれて 8 割程度の疾患をカバーできるようにしました．また，どこから始めても読み進められるように工夫してあります．どうか途中であきらめずに胸部 CT というだいじな診断技術をご自分のものにしてください．

　最後に，アドバイスです．常に上から下まですべてのスライスを，連続性を意識して，肺野と縦隔条件で観察しましょう．わからない点は，「むにゃむにゃ……」とお茶を濁さずに，どこがわからないかをメモして上級医に聞きましょう．そして，できる範囲でいいので，鑑別診断まで進みましょう．こういう作業をコンスタントに，毎週 2 回は行い，計 20 例をまずやってみてください．きっと「何か」手ごたえを感じるハズです．そこまでくれば「こっちのもの」です．部内から外部のカンファへ，そして研究会へと進出しましょう．

　あなたが自信を持って研究会で発表する姿を待っています．では，*Good Luck!*

## ● CT 所見対照表（疾患別）

| 疾　患 | 図番号（ページ） |
|---|---|
| 悪性リンパ腫 | p. 56—図 5 |
| 円形無気肺 | p. 68—図 1 |
| 過敏性肺炎 | p. 101—図 5，p. 153—図 2（過敏性肺炎（夏型）），p. 155—図 3 |
| 癌性胸膜炎 | p. 32—図 2 b |
| 癌性リンパ管症 | p. 23—図 5 a |
| 気管支拡張症 | p. 90—図 1 |
| 器質化肺炎 | p. 21—図 2 b，p. 85—図 1 |
| 急性好酸球性肺炎（AEP） | p. 103—図 8，p. 157—図 2，p. 159—図 3 |
| 胸腺癌 | p. 55—図 4，p. 110—図 1（肺原発性肺癌（肺腺癌）） |
| 胸腺腫瘍 | p. 55—図 3 |
| 胸膜中皮腫 | p. 49—図 9，10 |
| 結核腫 | p. 17—図 5 |
| 結核性胸膜炎 | p. 48—図 8 |
| 結核性膿胸 | p. 31—図 1，p. 47—図 5 |
| 血行性転移（大腸癌） | p. 105—図 1 |
| 甲状腺腫瘍 | p. 54—図 2 |
| 細菌性肺炎 | p. 21—図 2 a |
| 縦隔気腫 | p. 44—図 22 |
| 神経原性腫瘍 | p. 56—図 6 |
| 粟粒結核症 | p. 106—図 3 |
| 多発血管炎性肉芽腫症（GPA） | p. 124—図 2 |
| 特発性肺線維症 IPF（UIP） | p. 24—図 6 b，p. 25—図 9，p. 101—図 6，p. 138—図 1，2，<br>p. 139—図 3 |
| ニューモシスチス肺炎（PCP） | p. 26—図 10，p. 150—図 1 |
| 肺アスペルギローマ | p. 144—図 1，2 |
| 肺炎球菌性肺炎 | p. 21—図 3 b，p. 126—図 2 |
| 肺癌 | p. 15—図 2，p. 32—図 2 a，p. 120—図 2（転移性肺癌） |
| 肺クリプトコックス症 | p. 117—図 2 |
| 肺結核 | p. 10—図 5 |
| 肺血管炎 | p. 27—図 11 |
| 肺血栓塞栓症 | p. 36—図 10，p. 52—図 2 |
| 肺サルコイドーシス | p. 24—図 6 a，p. 40—図 14，p. 41—図 15，16，p. 107—図 4，<br>p. 141—図 2 |
| 肺小細胞癌 | p. 42—図 19 |
| 肺膿瘍（肺化膿症） | p. 146—図 2 |
| 肺ノカルジア症 | p. 149—図 3 |
| 肺分画症 | p. 53—図 3，4 |
| 肺胞上皮癌 | p. 21—図 2 c |
| 肺胞蛋白症 | p. 74—図 1 |
| パンコースト腫瘍 | p. 9—図 4 |
| 非特異性間質性肺炎（NSIP） | p. 29—図 14，p. 95—図 3 |
| 皮膚筋炎 | p. 92—図 1 |
| びまん性汎細気管支炎（DPB） | p. 98—図 1，p. 135—図 2，p. 136—図 3 |
| 扁平上皮癌 | p. 43—図 20 |
| マイコプラズマ肺炎 | p. 21—図 3 a，p. 82—図 1，p. 129—図 2 |
| 慢性好酸球性肺炎（CEP） | p. 23—図 5 b，p. 132—図 2 |
| 無気肺 | p. 22—図 4 |
| 薬剤性肺障害 | p. 102—図 7 |

## ● CT 所見対照表（所見別）

| 所　見 | 図番号（ページ） |
|---|---|
| 奇静脈葉 | p. 10—図 6 |
| 胸水 | p. 45—図 1 |
| 胸膜肥厚 | p. 47—図 6 |
| 胸膜プラーク | p. 48—図 7 |
| 区域性陰影 | p. 21—図 2a |
| 空洞陰影 | p. 17—図 6, p. 144—図 1, 2, p. 146—図 2, p. 149—図 3 |
| 限局性スリガラス陰影 | p. 129—図 2 |
| 孤立性陰影 | p. 15—図 2, p. 16—図 3, 4, p. 110—図 1 |
| 孤立性結節陰影 | p. 117—図 2 |
| 小葉間隔壁肥厚 | p. 103—図 8 |
| 浸潤陰影 | p. 21—図 3b, p. 71—図 1, p. 126—図 2 |
| 心嚢水 | p. 45—図 1 |
| スリガラス陰影 | p. 21—図 3a, p. 82—図 1 |
| 線状陰影 | p. 28—図 12 |
| 多発性結節陰影 | p. 120—図 2, p. 124—図 2 |
| 多発性浸潤陰影 | p. 132—図 2 |
| 膿胸 | p. 45—図 2, p. 46—図 3, 4, p. 47—図 5 |
| 肺門縦隔リンパ節腫大 | p. 141—図 2 |
| 非区域性陰影 | p. 21—図 2b |
| びまん性スリガラス陰影 | p. 150—図 1, p. 153—図 2, p. 155—図 3, p. 157—図 2, p. 159—図 3 |
| びまん性粒状陰影 | p. 135—図 2, p. 136—図 3 |
| ブラ | p. 8—図 3 |
| 蜂巣肺 | p. 25—図 9 |
| 網状陰影 | p. 28—図 13 |
| 粒状陰影 | p. 24—図 7, p. 25—図 8 |
| 輪状陰影 | p. 138—図 1, 2, p. 139—図 3 |
| air bronchogram 気管支透亮像 | p. 64—図 1 |
| centrilobular distribution 小葉中心性分布 | p. 98—図 1, p. 101—図 5 |
| comet tail sign | p. 68—図 1 |
| consolidation | p. 71—図 1 |
| crazy paving | p. 74—図 1 |
| galaxy sign | p. 77—図 1 |
| geographic GGO pattern 地図状分布 | p. 79—図 1 |
| halo sign, reversed halo | p. 85—図 1 |
| honeycombing 蜂巣肺, 蜂窩肺 | p. 88—図 1 |
| mosaic attenuation モザイクパターン | p. 81—周辺類語 |
| panlobular distribution 汎小葉性分布 | p. 102—図 7 |
| perilobular distribution 小葉辺縁性分布 | p. 101—図 6 |
| random distribution ランダムな分布 | p. 105—図 1, p. 106—図 3, p. 107—図 4, 5 |
| sattelite lesion 衛星病変 | p. 78—周辺類語 |
| signet ring sign | p. 90—図 1 |
| subpleural line | p. 92—図 1 |
| traction bronchiectasis 牽引性気管支拡張 | p. 94—図 1 |
| tree in bud | p. 96—図 1 |

検印省略

---

## ゼロからはじめる胸部 CT 読影

定価（本体 3,800 円 + 税）

---

2016 年 5 月 14 日　第 1 版　第 1 刷発行
2020 年 9 月 16 日　　同　　第 2 刷発行

著　者　滝澤　始

発行者　浅井　麻紀

発行所　株式会社 文光堂
　　　　〒113-0033　東京都文京区本郷 7-2-7
　　　　TEL　(03) 3813-5478 (営業)
　　　　　　 (03) 3813-5411 (編集)

---

© 滝澤　始, 2016　　　　　　　　　　　　印刷・製本：広研印刷

---

**ISBN978-4-8306-3748-3**　　　　　　Printed in Japan

- 本書の複製権，翻訳権・翻案権，上映権，譲渡権，公衆送信権（送信可能化権を含む），二次的著作物の利用に関する原著作者の権利は，株式会社文光堂が保有します．
- 本書を無断で複製する行為（コピー，スキャン，デジタルデータ化など）は，私的使用のための複製など著作権法上の限られた例外を除き禁じられています．大学，病院，企業などにおいて，業務上使用する目的で上記の行為を行うことは，使用範囲が内部に限られるものであっても私的使用には該当せず，違法です．また私的使用に該当する場合であっても，代行業者等の第三者に依頼して上記の行為を行うことは違法となります．
- JCOPY 〈出版者著作権管理機構 委託出版物〉
本書を複製される場合は，そのつど事前に出版者著作権管理機構（電話 03-5244-5088，FAX 03-5244-5089，e-mail：info@jcopy.or.jp）の許諾を得てください．